黎药胆木研究

主 编 张俊清 李永辉

科学出版社

北 京

内 容 简 介

　　胆木为茜草科乌檀属植物胆木的干燥茎干，是我国民族药黎药的常用药材。胆木研究、开发与应用已取得一定的成果，本书即对相关理论和实践经验的总结。内容涵盖胆木的本草学考证、胆木的生物学研究、胆木的种植技术研究、胆木的药学研究、胆木的开发利用等；书末附有胆木药材的质量标准及起草说明、胆木浸膏糖浆的质量标准及起草说明，提供了具有参考和实用价值的技术标准、基础研究数据、临床应用经验等。

　　本书可供从事胆木及其资源的生产、研发、经营、管理的相关人员和医药院校师生参考。

图书在版编目（CIP）数据

黎药胆木研究 / 张俊清，李永辉主编 . —北京：科学出版社，2022.4
ISBN 978-7-03-072086-3

Ⅰ. ①黎… Ⅱ. ①张… ②李… Ⅲ. ①黎族－民族医学－胆木－研究 Ⅳ. ① R298.1

中国版本图书馆 CIP 数据核字（2022）第 061249 号

责任编辑：沈红芬　刘天然 / 责任校对：张小霞
责任印制：李　彤 / 封面设计：黄华斌

斜 学 出 版 社 出版
北京东黄城根北街 16 号
邮政编码：100717
http://www.sciencep.com
北京建宏印刷有限公司 印刷
科学出版社发行　各地新华书店经销

*

2022年 4 月第　一　版　　开本：787×1092　1/16
2022年10月第二次印刷　　印张：7 3/4
字数：180 000
定价：68.00元
（如有印装质量问题，我社负责调换）

《黎药胆木研究》编委会

主　编　张俊清　李永辉

副主编　高亚男　邱军强

编　委　（按姓氏汉语拼音排序）

李　丽　李立言　刘爱霞　王舒婷

吴毓皇　张旭光　周明艳

前　言

胆木为茜草科乌檀属植物胆木（*Nauclea officinalis*）的干燥茎干，主产于海南自由贸易港的山区，广西等地山区亦产。胆木始载于广州部队后勤部卫生部编的《常用中草药手册》，被称为"植物抗生素"，长期用于感冒发热、咽喉肿痛、急性结膜炎、急性扁桃体炎、肺炎、肠炎、痢疾、湿疹、脓肿和泌尿系统感染等疾病的治疗。胆木为海南省重要的中药材之一，胆木浸膏糖浆、胆木浸膏片和胆木注射液畅销国内外，在《儿童社区获得性肺炎诊疗规范（2019年版）》中，胆木类制剂作为唯一的单方制剂被推荐用于肺炎初期、急性期和重症患儿。相对而言，胆木的产业化进程发展较为缓慢，胆木浸膏仍然为胆木的主要药用方式，新型保健产品研发相对滞后。

近年来，海南医学院药学院对胆木进行了较为系统的研究和开发，包括胆木的规范化种植、化学成分及药理活性研究，并取得了一定的成果。为了总结胆木研究与开发的理论和实践经验，我们编写了本书。本书内容涵盖了胆木的本草学考证、资源、栽培、化学成分、药理、制剂、临床等方面的最新研究成果，提供了许多具有参考和实用价值的技术标准、基础研究数据、临床应用经验等，以期为从事胆木及其资源生产、研发、经营、管理的相关人员和医药院校师生提供参考。

胆木是我国民族药黎药的瑰宝，胆木的相关应用有较为翔实的理论研究，也有数十年临床实践的经验。运用现代科学技术对传统药物进行继承性开发是我国中药现代化的必经之路。对胆木进行系统的现代研究与开发，必将使这味传统老药为人类的健康做出更大的贡献。

本书由张俊清、李永辉担任主编，高亚男、邱军强担任副主编，由李永辉、张旭光、王舒婷、刘爱霞、李丽、周明艳、吴毓皇和李立言负责统稿。具体编写分工如下：第一章、第二章和第四章由邱军强编写，第三章由王舒婷编写，第五章和附录由张旭光编写，第六章由高亚男编写。

本书编写过程中力求结构层次设置清晰，内容表述扼要，为读者深入了解药用植物胆木的研究概况提供相关的资料，突出理论和实践相结合的原则。

编　者

2021年10月

目 录

第一章　概述 ……………………………………………………………………… 1

　　第一节　茜草科植物概况 ……………………………………………………… 1

　　第二节　乌檀属植物的化学成分和药理活性 ………………………………… 2

　　第三节　胆木及其临床研究 …………………………………………………… 13

第二章　胆木的本草学考证 ……………………………………………………… 18

第三章　胆木的生物学研究 ……………………………………………………… 23

　　第一节　胆木的生物学特性 …………………………………………………… 23

　　第二节　胆木的遗传多样性研究 ……………………………………………… 31

第四章　胆木的种植技术研究 …………………………………………………… 37

第五章　胆木的药学研究 ………………………………………………………… 44

　　第一节　胆木的化学成分研究 ………………………………………………… 44

　　第二节　胆木的临床应用研究 ………………………………………………… 54

　　第三节　胆木的药理药效研究 ………………………………………………… 60

　　第四节　胆木的质量研究 ……………………………………………………… 71

　　第五节　胆木的药代动力学研究 ……………………………………………… 74

第六章　胆木的开发利用 ………………………………………………………… 80

　　第一节　临床用含胆木药物 …………………………………………………… 80

　　第二节　医药用途的胆木专利 ………………………………………………… 83

　　第三节　日化及健康产品的胆木专利 ………………………………………… 93

　　第四节　胆木制剂的质量控制 ………………………………………………… 96

附录 1　胆木药材的质量标准及起草说明 ……………………………………… 98

附录 2　胆木浸膏糖浆的质量标准及起草说明 ………………………………… 107

第一章　概　述

第一节　茜草科植物概况

茜草科（Rubiaceae）在全世界大约有 600 个属、6000 种植物，为种子植物十大科之一，主要生长在热带、亚热带和温带地区，在北温带也有少量分布。我国茜草科植物有 97 个属、675 种，大部分产于西南地区及东南地区[1]。茜草科植物多为乔木、灌木或草本，偶有藤本；单叶，对生或时有轮生，有时叶不等大，通常全缘；托叶常生于叶柄间，较少生于叶柄内，分离或合生，宿存或脱落，稀退化至仅存一条连接对生叶柄间的横线纹，内面常有黏液毛，有时呈叶状。花序各式，由聚伞花序复合而成，少单花或为少花的聚伞花序；常具苞片和小苞片；花两性，少单性或杂性，通常辐射对称，常见花柱异长；萼管与子房合生，顶端通常 4～5 裂，稀近不裂，有时其中一枚或数枚萼裂片增大呈叶状或花瓣状，其色常白；花冠呈管状或漏斗状、高脚碟状、钟状、辐状，花冠裂片通常 4～5 片，呈镊合状、覆瓦状或旋转状排列；雄蕊与花冠裂片同数且互生，稀 2 枚，着生在花冠管的内壁上，花药 2 室，纵裂或少为顶孔开裂，常具花丝；花盘各式，少分裂或呈腺体状；子房通常下位，常 2 室，具有中轴，顶生或基底胎座，少为 1 室而具侧膜胎座，花柱长或短，柱头不裂或至多裂；胚珠每室 1 颗至多颗。果为蒴果、浆果、核果或小坚果，开裂或不开裂，或为分果，有时为分果瓣；种子很少具有翅，多数具有胚乳[2,3]。茜草科植物种类繁多，具有药用价值，以及制作食品、家具、染料、香料和观赏等广泛的经济用途，是我国常用中药。茜草科植物主要含有生物碱类、羟基蒽醌衍生物、黄酮类、环烯醚萜及其苷类等多种化学成分，这些成分也是其发挥药理活性的主要物质。其中重要的药用植物有胆木、茜草、栀子、钩藤、虎刺、巴戟天、鸡屎藤、金鸡纳树和白花蛇舌草等[4]。这些中药大多具有清热解毒、消肿止痛等功效。现代药理学研究结果表明，大多数茜草科植物能够发挥抗氧化、抗肿瘤、抗菌、抗炎、抗过敏、抗抑郁、抗生育、抗疟解热、抗风湿疼痛、活血化瘀和降压镇静等多种药理活性[5]。在民间常常被用于治疗疟疾、咳嗽、湿疹、肝炎、水肿、糖尿病、高血压和性功能障碍等多种疾病[6]。

茜草科植物除了药用价值外，还具有其他价值，如鸡屎藤的茎皮可以作为造纸和人造棉的原料，茜草所含的"茜素"为高级红色染料，由茜素制成的绘画颜料"茜素红"在传统国画中被广泛使用。此外，茜草科植物中的大花栀子、小栀子、六月雪和玉叶金花在四川地区的园林绿化中被广泛种植[7]。

由上可知，我国茜草科植物资源丰富，且具有多种药用活性，并在保健、艺术、绿化等方面具有一定的应用历史。

第二节　乌檀属植物的化学成分和药理活性

茜草科（Rubiaceae）乌檀属（*Nauclea*）植物有 35 种，主要分布于亚洲、非洲和大洋洲的热带地区[8]。本属植物常见的种包括胆木 [*N. officinalis*（Pierre ex Pitard）Merr.]、狄氏黄胆木（*N. diderrichii* Merr.）、东方乌檀（*N. orientalis* L.）、*N. subdita*（Korth）Steud 等[9]。该属植物为国内外民间常用药，性寒味苦，其中胆木为我国仅有的原产乌檀属植物，主要分布在海南、广东和广西一带，民间常用于治疗感冒发热、胃痛、腹泻、炎症、疼痛、蚊虫咬伤及疟疾等[10]。主产于澳大利亚和印度尼西亚的 *N. orientalis* 引入我国后，被命名为东方乌檀[11, 12]，主要用于腹痛和伤口疼痛等的治疗[13]；主产于非洲中部和西部的狄氏黄胆木主要用于治疗发热、肠炎、胃痛、急性扁桃体炎、咽喉炎、乳腺炎及其他热带病[14]；主产于非洲马里的 *N. latifolia* 则作为抗疟疾药物被广泛使用。

一、乌檀属植物的主要化学成分

乌檀属植物的化学成分种类较多，目前国内外学者已从多种乌檀属植物（如胆木、东方乌檀、狄氏黄胆木、*N. pobeguinii*、*N. cadamba*、*N. parva* 和 *N. obversifolia*）中分离获得生物碱类、五环三萜及其苷类化合物、环烯醚萜类、黄酮类、有机酚酸及其苷类、其他类等多种化学成分[15]。

（一）生物碱类

生物碱类成分为乌檀属植物的特征性化学成分，也被认为是其主要的药理活性成分，迄今为止，从该属植物中发现的生物碱有 120 个，其中吲哚类生物碱有 115 个，马钱托林碱有 3 个，喹啉酮类生物碱有 2 个[16]。

（1）吲哚类生物碱：其具有吲哚结构母核，化学结构见图 1.1 和图 1.2。根据化合物母核中环的个数、环上杂合原子的不同，又可将其大致分为 5 类。第 1 类：具有 A～E 5 个环状结构，E 环杂合原子为 N 原子的牛眼马钱亭（angustine）型[17]（1）；第 2 类：具有 A～E 5 个环状结构，E 环杂合原子为 O 原子的阿马里新型（ajmalicine）[18, 19]（2）；第 3 类：具有 A～D 4 个环状结构的柯南因型[20, 21]（3）；第 4 类：具有 A～E 5 个环状结构，D 环为七元环，E 环杂合原子为 N 原子或 O 原子的特殊结构的吲哚类生物碱[22, 23]（4）；第 5 类：一类结构新颖的氧化吲哚类生物碱[24, 25]（5）。除此之外，还有一些结构比较特殊的吲哚类生物碱，按照《现代中草药成分化学》生物碱的分类方法[26]，主要包括阿马里新型生物碱，如 5-β-carboxystrictosidine（6）、biknauchuxoside（7）、desoxycordifoline（8）、desoxycordifolinic acid（9） 和 tetrahydrodesoxycordifoline（10）等[27, 28]；E 环无杂原子的育亨宾型生物碱，如 naucleficine（11）和 nauclequiniine（12）等[29, 30]；E 环杂合 O 原子的五元环生物碱，如 naucleactonin A（13）、naucleactonin D（14）和 naucleofficine G（15）等[31, 32]。

（2）马钱托林碱：其具有二氢牛眼马钱托林碱（dihydroangustoline）和 β-carboline 母核，

例如 3-*R*-3, 4- 二氢牛眼马钱托林碱（16）和 1, 2, 3, 4-tetrahydro-β-carboline（17）[33]。

（3）喹啉酮类生物碱：其具有喹啉酮母核，目前从该属植物中分离得到的喹啉酮类生物碱仅有 2 个，分别为 3- 表短小蛇根草苷（18）和短小蛇根草苷（19），二者互为同分异构体，主要存在于胆木和东方乌檀中。此外，还有研究人员从东方乌檀中分离得到 4 个结构新颖的生物碱，分别为 nauclealines A（20）、nauclealines B（21）、naucleosides A（22）和 naucleosides B（23）；从狄氏黄胆木中分离得到 nauclexine（24）、naucledine（25）、nauclederine（26）、1-carbomethoxy-β-carboline（27）、1-carbamoyl-β-carboline（28）、naucleonine（29）、α-naucleonidine（30）；从胆木中分离得到 nauclefoline（31）。

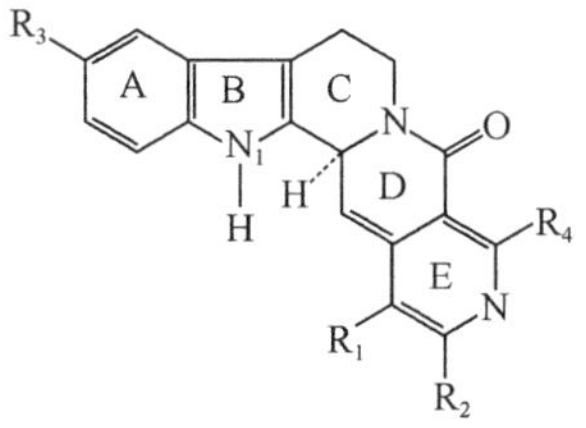

1

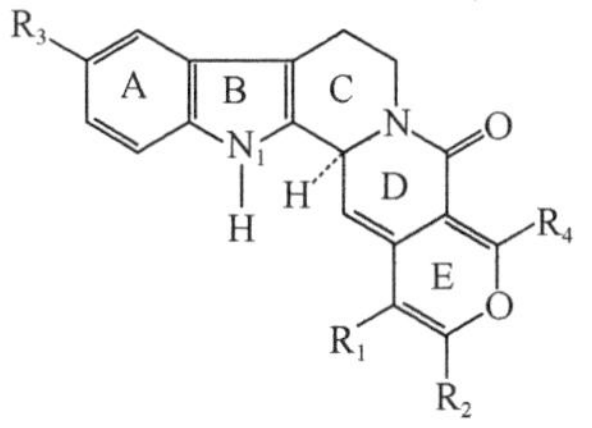

2

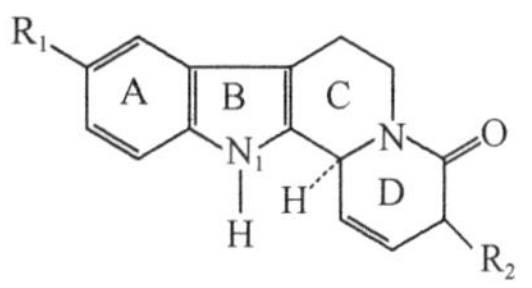

3

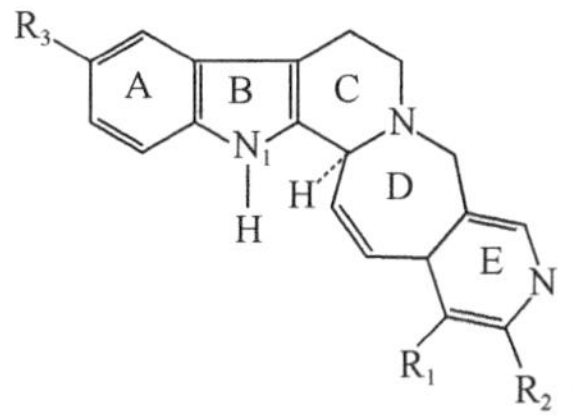

4

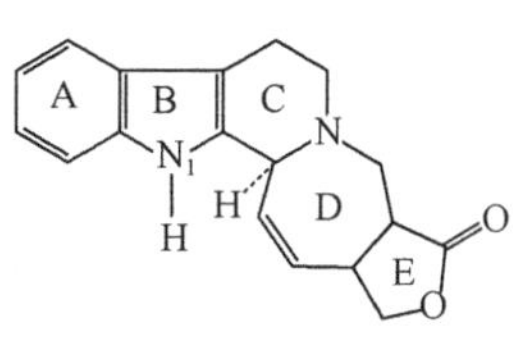

5

图 1.1　乌檀属植物 5 类吲哚类生物碱化合物的化学结构

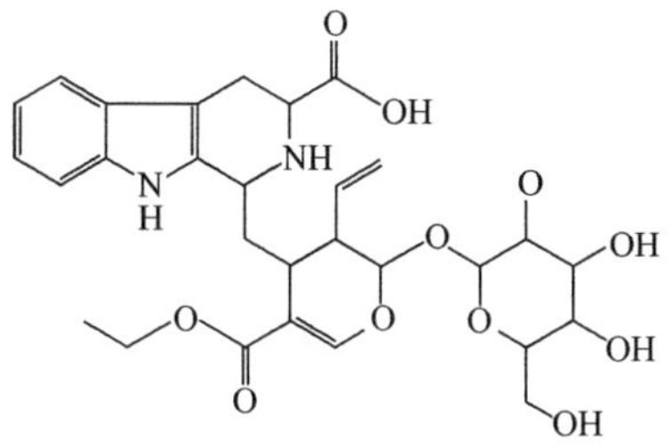

6

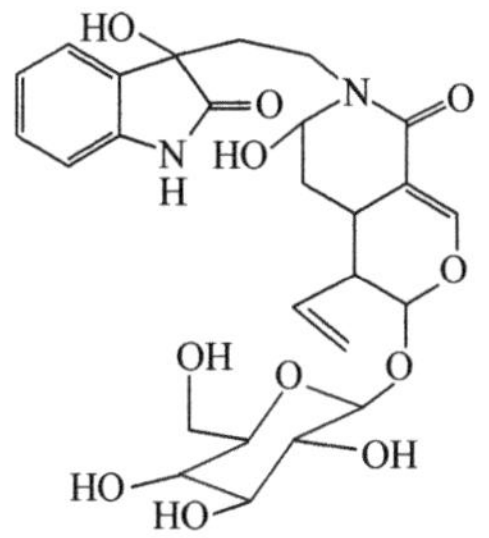

7

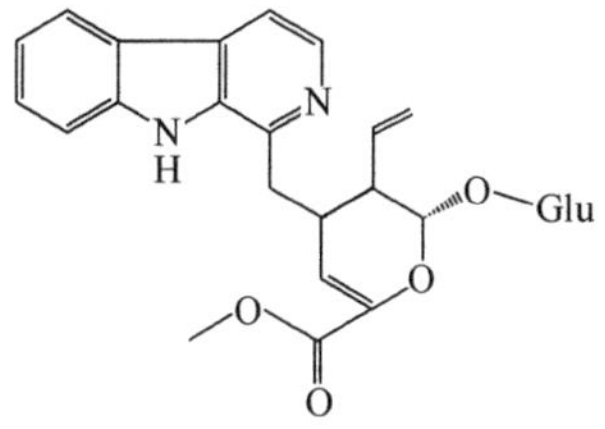

8

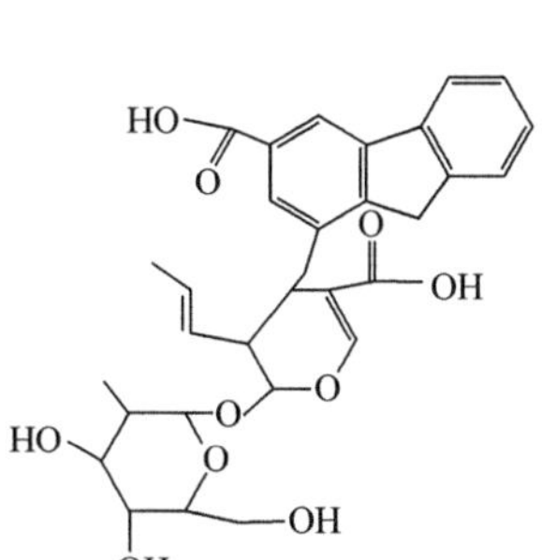

9

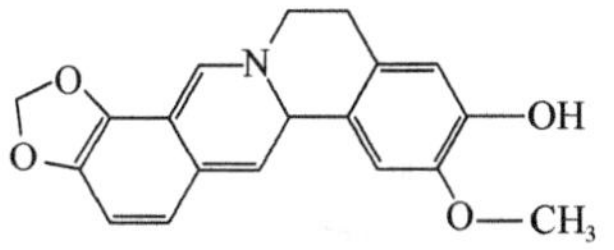

10

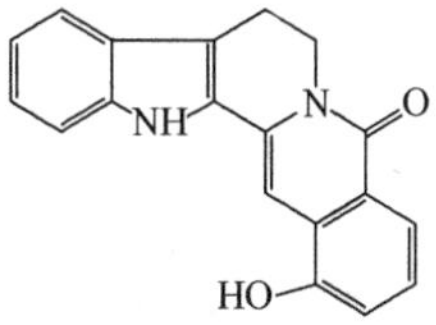

11

12

13

14

15

16

17

18

19

20

21

22

23

24

25

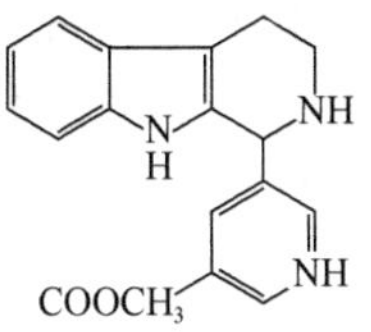

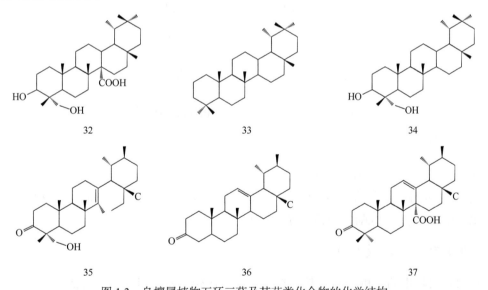

图 1.2 乌檀属植物生物碱类化合物的化学结构

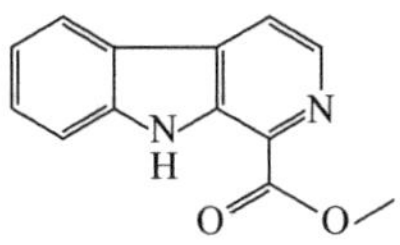

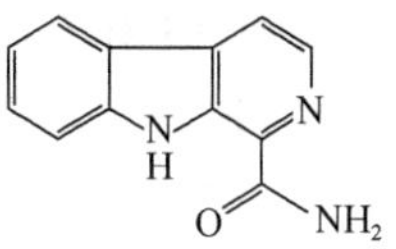

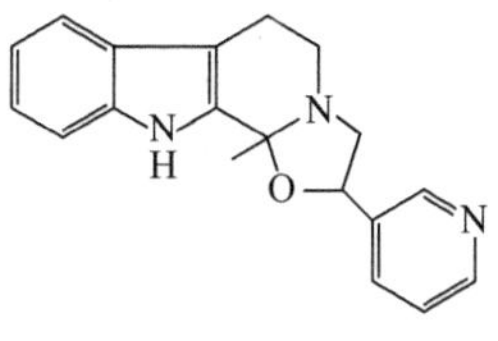

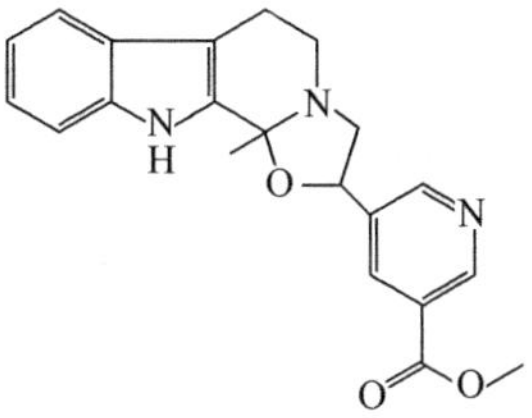

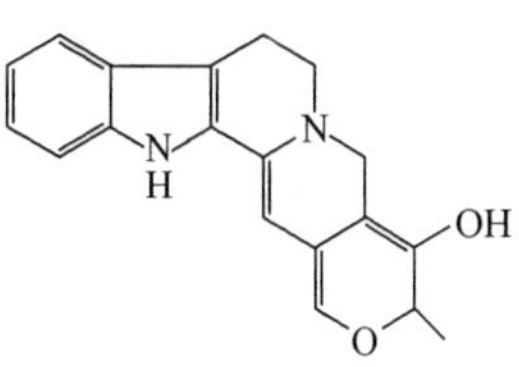

（二）五环三萜及其苷类化合物

五环三萜及其苷类化合物为乌檀属植物中另一类重要活性成分，目前从该属植物中分离得到的五环三萜及其苷类化合物有 28 个，其中乌苏烷型 22 个，齐墩果烷型 6 个[34]，其化学结构见图 1.3。

图 1.3 乌檀属植物五环三萜及其苷类化合物的化学结构

根据三萜苷元骨架内双键的位置、个数及连接在各个母核上的取代基（如—OH、=O、—CH₃、—COOH、—CH₂OH 和—CHO 等）的种类、个数，又可将乌苏烷型三萜及其苷类化合物进一步分为 3 类[35]。① C27 被氧化为—COOH 的 A 型（32）；② C27 未被氧化的 B 型（33）；③ C27 未被氧化、C3 上取代基为 α 构型的 C 型[36]（34）。

此外，齐墩果烷型三萜及其苷类化合物同样可分为 3 类。① C27 被氧化，为缺失的 D

型，在 C13 和 C14 之间连接有双键（35）；② C27 未被氧化，且 C12 和 C13 之间连接有双键的 E 型，其中 D 型与 E 型的主要区别在于 C12 和 C13 之间连有双键，存在未被氧化的 C27（36）；③ C27 被氧化为— COOH，且 C12 和 C13 之间连接有双键的 F 型[37]，其中 E 型与 F 型的区别在于 C27 是否被氧化为羧基（37）。

（三）环烯醚萜类

乌檀属植物中环烯醚萜类成分主要分为两类，即裂环烯醚萜和环烯醚萜。自 20 世纪 70 年代以来，国内外学者先后从胆木和狄氏黄胆木中分离得到裂环烯醚萜类成分［如獐牙菜苷（38）、naucledal（39）、naucleol（40）和 diderroside（41）］及环烯醚萜类成分［如马钱子苷（42）][38]，见图 1.4。

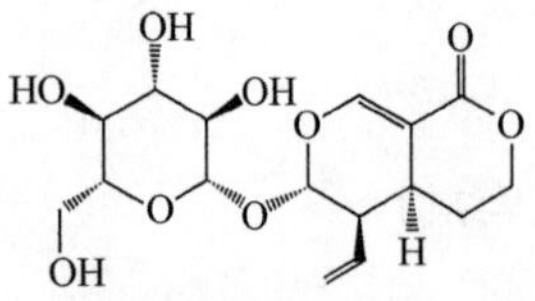

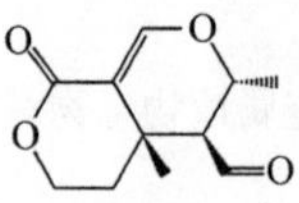

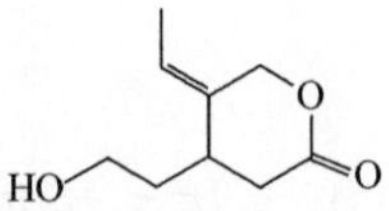

图 1.4　乌檀属植物环烯醚萜类化合物的化学结构

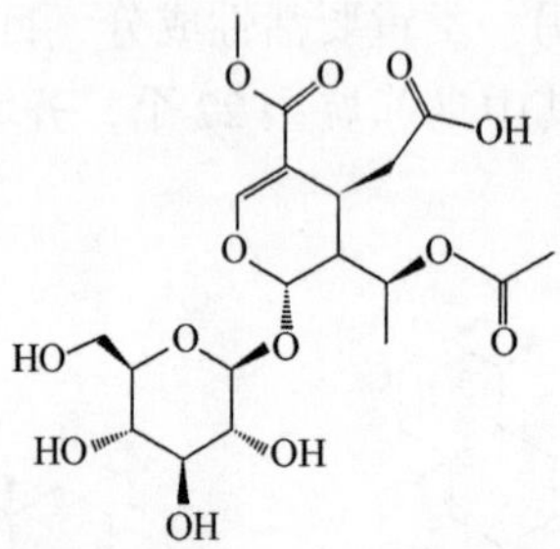

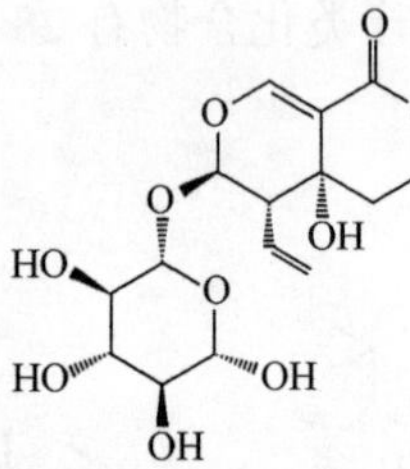

（四）黄酮类

从乌檀属植物中发现的黄酮类成分包括芦丁（43）、山奈酚 -3-*O*-（2, 6-α-L- 二吡喃鼠李糖基 -β-D- 吡喃葡萄糖苷）（44）、山奈酚 -3-*O*- 芸香糖苷（45）和橙皮素 -7-*O*-（6'-*O*-α-L- 吡喃鼠李糖基）-β-D- 吡喃葡萄糖苷等（图 1.5）。

（五）有机酚酸及其苷类

乌檀属植物中的有机酚酸及其苷类成分相对比较丰富，目前已经分离得到 17 个化合物，包括 3, 4, 5- 三甲氧基苯酚（46）、3, 4, 5- 三甲氧基苯甲酸（47）、2, 3- 二羟基苯甲酸（48）、2, 5- 二甲氧基苯甲酸（49）、3, 4- 二甲氧基肉桂酸（50）、3, 4- 二羟基肉桂酸乙酯（51）、3, 4- 二羟基苯甲酸甲酯（52）、3, 4- 二甲氧基苯基 -β-*D*- 吡喃葡萄糖苷（53）、3, 4, 5-trimethoxyphenyl-β-*D*-glucopyranoside（54）、kelampayoside A（55）、香草醛（56）、对羟基肉桂酸（57）、对羟基苯甲酸（58）和原儿茶酸（59）等[39, 40]，见图 1.6。

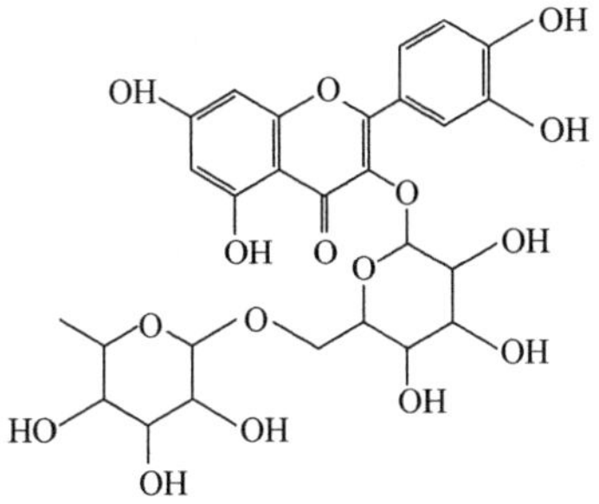

43 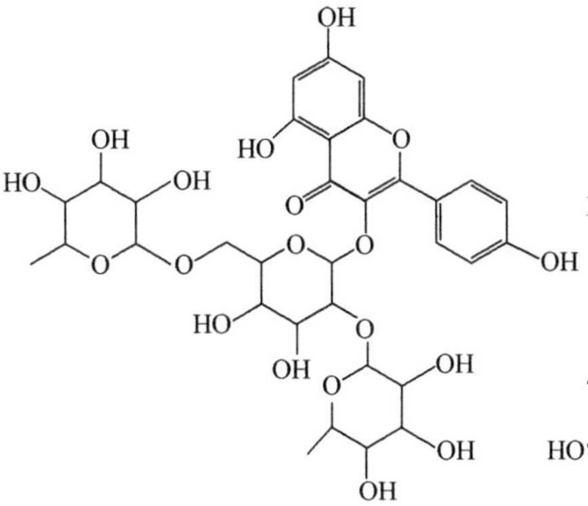 44 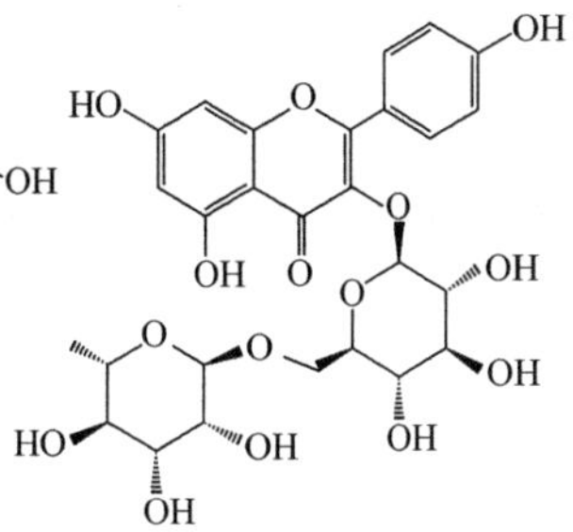 45

图 1.5 乌檀属植物黄酮类化合物的化学结构

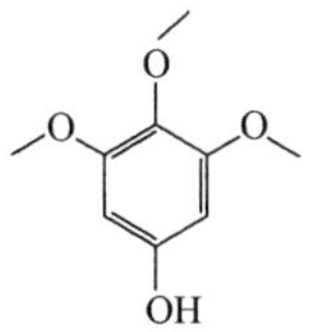

46 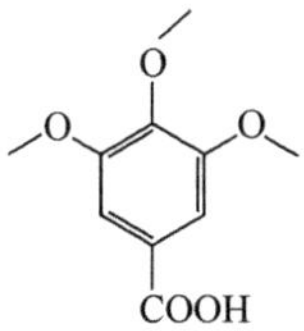 47 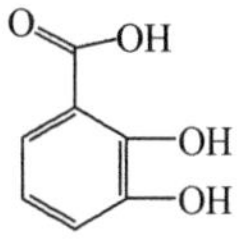 48

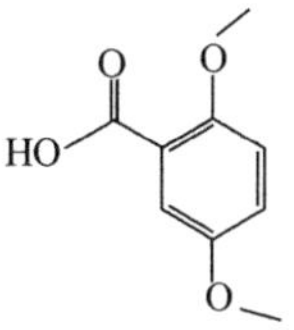

49 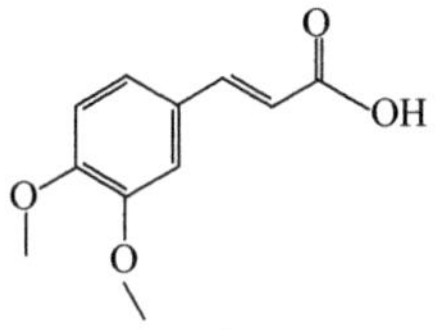 50 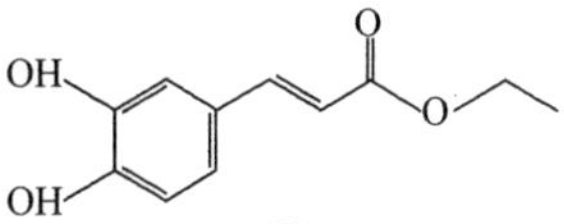 51

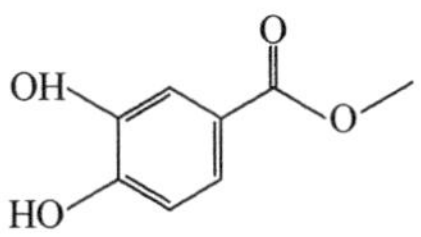

52 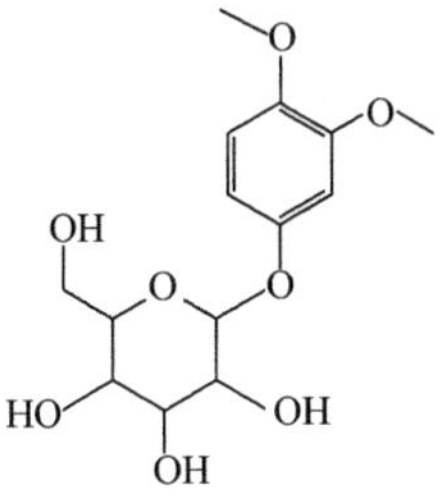 53 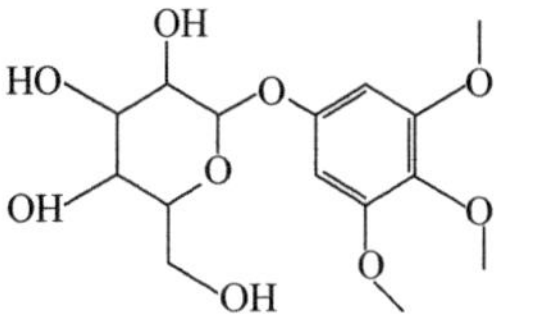 54

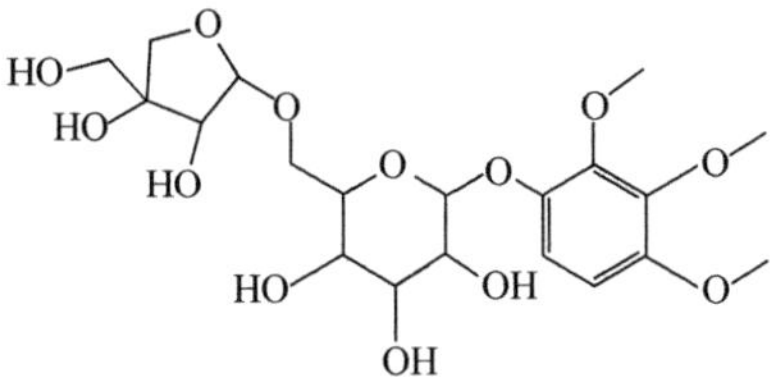

55 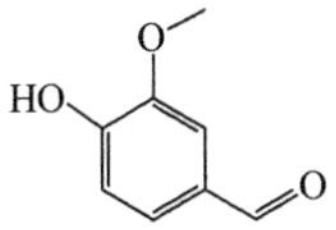 56 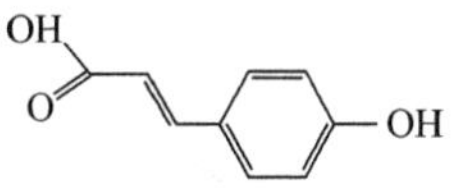 57

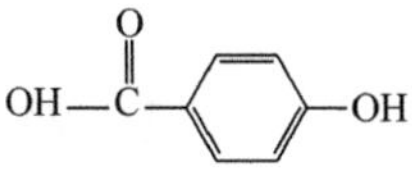

58 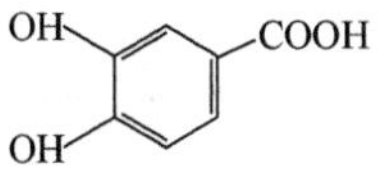 59

图 1.6 乌檀属植物有机酚酸及其苷类化合物的化学结构

（六）其他类成分

乌檀属植物中还含有甾体类成分［β- 谷甾醇（60）、胡萝卜苷（61）和 sitosterone（62）］及糖类衍生物［如 2- 苯乙基芸香糖苷（63）］[40, 41]。另外，研究人员还从 *N. latifolia* 中分离得到了棕榈酸盐（64）、肌醇（65）、角鲨烯（66）和邻苯二甲酸二（2- 乙基）- 己酯（67）等。需要注意的是，文献报道的乌檀属化学成分存在化学结构相同而英文名称不统一的情况，如 nauclefine 和 parvine（68）；同时还存在一些中文名称不同，但化学结构相同的化学成分，如异长春花内酰胺苷和喜果苷（69），二者的英文名称均为 vincosamide，见图 1.7。

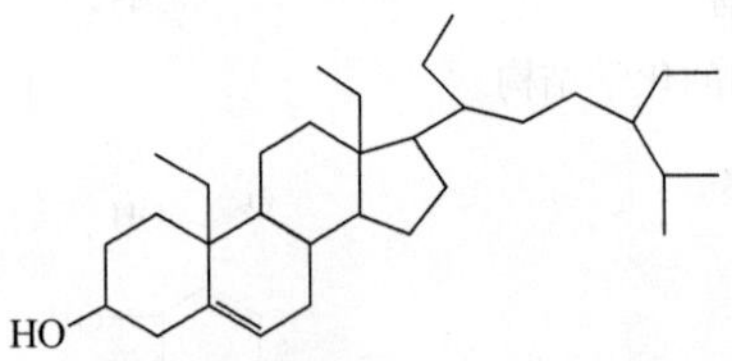
60

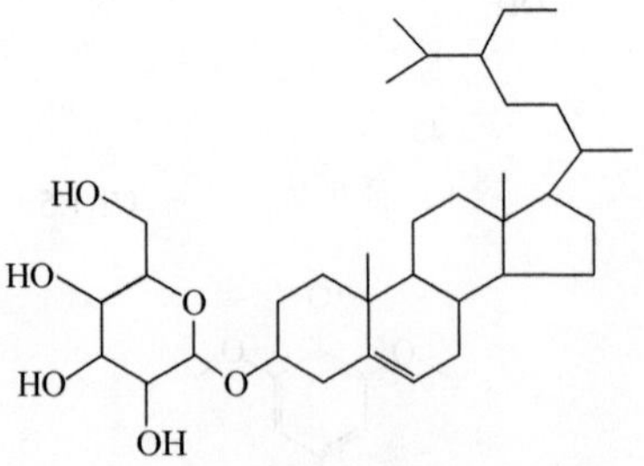
61

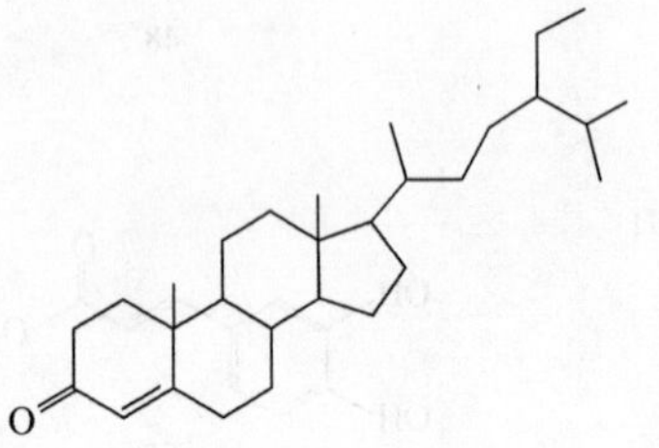
62

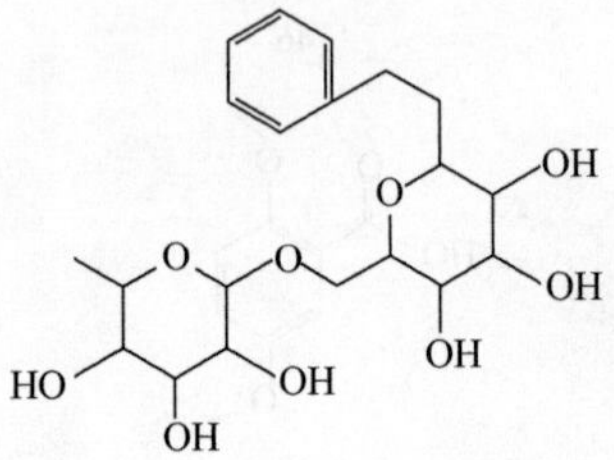
63

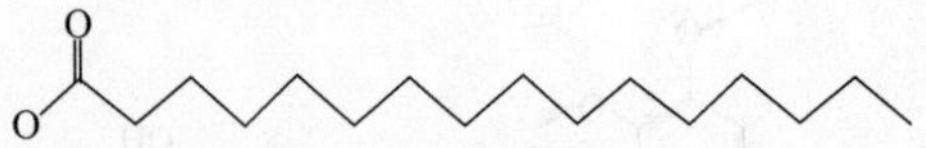
64

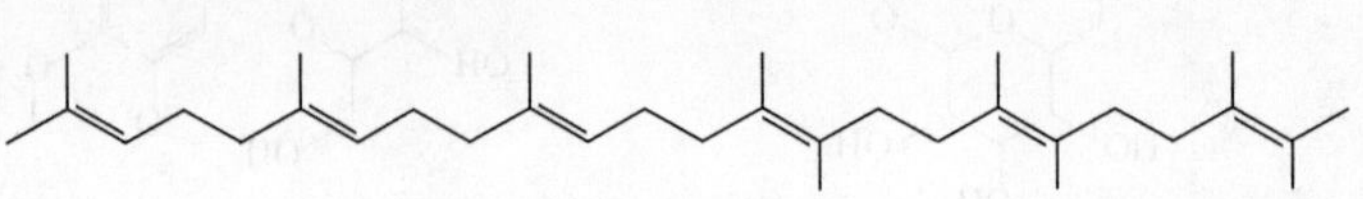
66

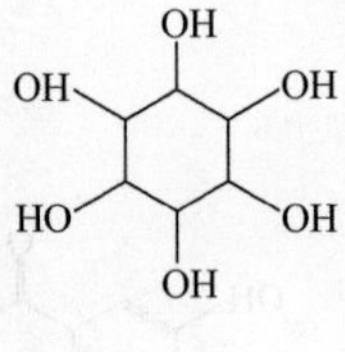
65

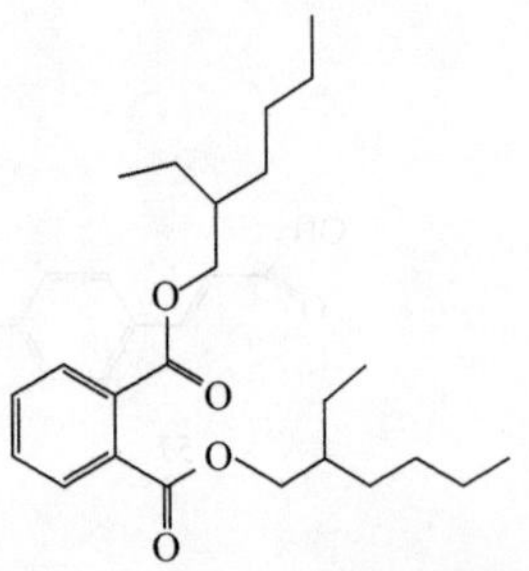
67

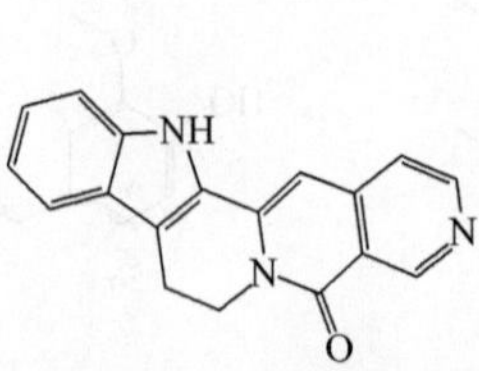
68

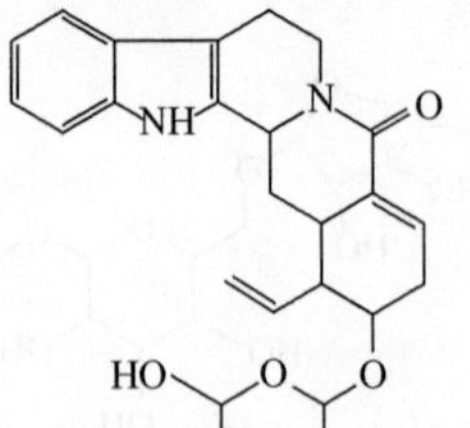
69

图 1.7　乌檀属植物其他类成分化合物的化学结构

二、乌檀属植物的主要药理活性

乌檀属植物大多为民间常用药，其性味常常为苦、寒，具有良好的抗菌、抗疟、抗炎、镇痛等活性，常被用于治疗感冒发热、炎症、疼痛及热带病。现代药理学研究表明其具有广泛的药理活性，包括解热抗炎、抗肿瘤细胞增殖、抗菌、抗寄生虫、抗氧化、抗心脑血管疾病、抗溃疡、抗糖尿病等。

（一）抗菌活性

研究表明，胆木和 *N. latifolia* 中含有多种抗菌活性成分，尤其是抗耐药金黄色葡萄球菌成分，如生物碱类、萜类、酚酸类和黄酮类等[42, 43]。这些活性成分使得胆木发挥的抗菌活性呈现多靶点效应，且细菌难以对其产生耐药性。胆木水提液和醇提液对枯草芽孢杆菌、普通变形杆菌和金黄色葡萄球菌具有一定的抑菌活性，其浸膏片对大肠杆菌也具有很好的抑菌活性，而胆木叶醇提物萃取液可显著抑制耐甲氧西林葡萄球菌的活性[44]。胆木中的异长春花苷内酰胺和短小蛇根草苷对金黄色葡萄球菌和大肠杆菌均具有显著的抗菌活性，而异长春花苷内酰胺对产酶革兰氏阴性需氧菌和革兰氏阴性厌氧菌表现出较强的抑菌活性[45]；而 *N. latifolia* 根提取物对革兰氏阳性菌、革兰氏阴性菌和真菌均具有一定的抑制活性作用，如金黄色葡萄球菌、大肠杆菌、白喉棒状杆菌、链锁状球菌、沙门菌、奈瑟菌和铜绿假单胞菌[46, 47]；另外，胆木中所含的吲哚类生物碱对大肠杆菌和枯草芽孢杆菌表现出很好的抑制作用[48]。胆木发挥抗菌活性的作用机制主要表现在以下几个方面：①抑制 β- 内酰胺酶的活性，逆转金黄色葡萄球菌的耐药性；②抑制铜绿假单胞菌外排泵的作用，改善细菌耐药的情况；③阻碍细菌细胞壁的合成。基于上述机制，胆木对金黄色葡萄球菌、大肠杆菌和肺炎克雷伯杆菌等耐药菌产生较强的抗菌活性[49, 50]。临床上单用胆木治疗的抗菌效果显著，相比于临床常用的抗菌药物治疗急性扁桃体炎，胆木浸膏糖浆能够明显改善病原菌抗药性情况，提高有效率，同时其对机体胃肠道的刺激较小，无不良反应[51, 52]。与头孢克洛缓释片加喜炎平的治疗效果相比，胆木浸膏糖浆对急性扁桃体炎的治疗总有效率（总有效率为 98.5%）和安全性（不良反应发生率为 0）更好。相比于单用抗生素，联用胆木能够提高对引发上呼吸道感染、下呼吸道感染和中耳炎等疾病的细菌清除率，减少抗生素的使用时间和剂量，从而避免并发症和不良反应[53-55]。由于胆木可靠的临床应用价值，国家卫生健康委员会制定的《儿童社区获得性肺炎诊疗规范（2019 年版）》中，胆木类制剂作为唯一的单方制剂被推荐用于肺炎初期、极期和重症患儿，同时也被《儿科中医医疗技术及中成药用药指导》《中成药临床应用指南：儿科疾病分册》《中成药临床应用指南：呼吸系统疾病分册》列为相关疾病的推荐用药。

（二）抗病毒活性

胆木对甲型流感病毒、乙型流感病毒、呼吸道合胞病毒、腺病毒和人类免疫缺陷病毒（HIV）具有一定的抑制作用[56]。胆木对甲型流感病毒感染小鼠所致的肺炎指数升高具有显著抑制作用，能够显著改善甲型流感病毒所致肺部感染性病变。与抗病毒药物治疗流感相比，胆木性寒，具有清热解毒、抗炎抗菌的药理活性。胆木中的异长春花苷内酰胺对乙型流感病毒的抑制活性与利巴韦林接近。胆木中吲哚类生物碱和喹啉酮类生物碱均对 HIV 具有显著抑制作用，其 EC_{50} 值达 $0.06 \sim 2.08$ μmol/L[57]。临床上单用胆木能够有效抑制病毒，缩短患者住院周期，尤其是针对儿童流感，相比于抗病毒的西药（如利巴韦林），胆木浸膏糖浆能够显著改善患者临床症状，减轻其耐药性，良好的服药口感能显著改善患者依从性，从而有效提高治疗总有效率[58]。

（三）抗炎、解热、镇痛活性

胆木叶提取物对角叉菜胶诱导大鼠足肿胀模型具有显著镇痛和抗炎活性，可以延长小鼠在热板上的停留时间，减少冰醋酸所致的小鼠扭体次数；胆木叶片能降低细菌诱导的急性咽炎所致一氧化氮（NO）增加而发挥抗炎活性[59]。胆木提取物通过调节 γ- 干扰素、白介素 -2、白介素 -4、白介素 -5 和白介素 -10 等细胞因子的分泌和气道中炎症细胞的浸润，对小鼠哮喘模型的气道炎症进行调控[60]。胆木浸膏片对冰醋酸所致小鼠腹部毛细血管通透性增加具有显著的抑制作用，还能显著抑制二甲苯所致的小鼠耳肿胀、大鼠蛋清性足跖肿胀和棉球性慢性肉芽组织增生，并对伤寒 Vi 多糖菌苗所致的家兔双峰体温升高具有解热作用，这些表明胆木浸膏片能够抑制动物急性炎症早期的渗出、肿胀和后期的肉芽组织形成[61]。单用胆木浸膏糖浆在 24 h 内能够改善中耳炎患者的耳痛症状，3 天内耳痛症状消失，近 90% 的患者鼓膜充血症状消失，且效果优于苯酚滴耳剂；胆木浸膏糖浆的抗炎、镇痛和解热作用效果优于小儿柴桂退热口服液、银黄口服液、蒲地蓝口服液和蓝芩口服液[62]。胆木浸膏糖浆联合头孢克肟分散片能够改善上呼吸道感染所致的发热、咳嗽和咽痛等症状，显著降低降钙素原、C 反应蛋白和白介素 -1 等抗炎细胞因子水平，显著提高白介素 -10 和 γ- 干扰素等细胞因子水平，从而有效减轻上呼吸道感染患者的炎症反应。体外抗炎实验研究证实，胆木中的三萜类成分 3β, 19α, 23, 24- 四羟基 -12- 烯 -28- 乙酸具有明显的抗炎活性，具有显著抑制脂多糖（LPS）诱导的 RAW264.7 细胞 NO 水平升高的作用，其 IC_{50} 值为 4.8 μmol/L，同时胆木生物碱 naucline 通过抑制内皮细胞中的电压依赖性钙通道（VDC）和受体操纵性钙通道（ROC），诱导血管平滑肌松弛。研究证实，胆木叶提取物发挥抗炎和镇痛的作用机制可能与抑制前列腺素 E_2（PGE_2）的产生和释放，以及抑制环磷酸腺苷（cAMP）特异性的磷酸二酯酶 4（PDE4）的活性有关。通过 LPS 诱导小鼠单核 / 巨噬细胞 RAW264.7 炎症模型发现，胆木中的 3- 羟甲基 -6, 7- 二氢吲哚 [2, 3-α] 喹啉 -（12*H*）-酮抗炎活性机制与抑制 IκB-α 和 NF-κB p65 磷酸化有关，进而下调上游 NF-κB 信号通路[63, 64]。胆木中的异长春花苷内酰胺发挥抗炎活性的作用机制可能与抑制 NF-κB 和丝裂原活化蛋白激酶（MAPK）的活性，以及抑制 iNOS、NO、TNF-α 和白介素 -1β 相关炎症因子的产生密切相关[65]。此外，胆木与其他中药或制剂联用，在抗炎、镇痛和解热方面具有协同增效作用，如将胆木 60% 醇提物与裸花紫珠 60% 醇提物按 1 ：1 组合，抗炎效果显著，且其活性与胆木中的生物碱和黄酮类成分呈一定的量 – 效关系[66]。

（四）抗氧化活性

胆木叶的不同溶剂提取物均具有一定的抗氧化活性（过氧化氢、超氧阴离子自由基和羟基自由基清除活性），相比较于石油醚萃取物、氯仿萃取物和水萃取物，乙酸乙酯萃取物和正丁醇萃取物具有更好的抗氧化活性[67]。胆木中的生物碱牛眼马钱灵（angustoline）、牛眼马钱亭（angustine）和 3, 14- 二氢牛眼马钱托林碱对过氧化氢诱导的大鼠心肌细胞（H9c2）损伤模型具有一定的保护活性，其中牛眼马钱亭在 25 μmol/L 剂量下的保护率达10.9%，而异长春花苷内酰胺则不具有此活性。同时，其所含的喜果苷对羟基自由基具有很好的清除活性，清除率达 64.3%[68]。

（五）抗寄生虫活性

胆木中的吲哚类生物碱具有一定的体外抗恶性疟原虫活性，其 IC_{50} 值在 9.7 ～42.1 μmol/L。其中，乌檀碱和牛眼马钱灵表现出中等的抗疟原虫活性，其 IC_{50} 值分别为 26.8 μmol/L 和 20.5 μmol/L；naucleofficine A 表现出最强的抗疟原虫活性，其 IC_{50} 值为9.7 μmol/L，且其作用机制与细胞毒活性无关。另外，当生物碱中的芳香氢被取代时，其抗疟活性减弱；当 D 环为芳香环时，其抗疟活性增强；当所有环（A、B、C、D）均为芳香环时，其抗疟原虫活性反而减弱[69]。此外，N. pobeguinii 的茎皮提取物体内外实验也表现出很好的抗疟原虫活性，其体外抗疟原虫活性 IC_{50} 值为 5.3 mg/mL，给予感染疟原虫小鼠灌胃 200 mg/kg 提取物 4 天，就能显著抑制疟原虫血症，抑制率达 60% ～ 90%，且无明显毒副作用。研究表明，N. latifolia 也具有一定的抗线虫和阿米巴原虫活性。N. latifolia茎皮水溶性粗提物能显著减少患急性和亚急性肠胃炎模型绵羊排泄物中的虫卵数目，给药剂量为 1600 mg/kg 时，其降低虫卵率达 93.8%；同时，其叶片提取物还具有显著的抗阿米巴痢疾活性，抑制阿米巴原虫生长的最高允许浓度（MAC）< 10 mg/L，其发挥抗阿米巴痢疾活性的成分为多酚类化合物，而不是苷或生物碱成分[70]。

（六）抗肿瘤细胞增殖活性

研究表明，N. latifolia 根和叶提取物均具有一定的抗肿瘤细胞增殖活性。其中，叶提取物对鳞状细胞癌（KB）、肺癌（A549）和黑色素瘤（SK-MEL28）细胞的 IC_{50} 值分别为 19.7 μg/mL、29.5 μg/mL 和 32.8 μg/mL；根茎提取物对乳腺癌（MDA-MB231）的IC_{50} 值为 21.1 μg/mL；而其茎皮提取物对上述肿瘤细胞没有抗增殖活性[71]。胆木和东方乌檀中的抗肿瘤细胞增殖活性成分主要为生物碱类成分[72]，如异长春花苷内酰胺、乌檀醛碱、牛眼马钱托林碱和 naucleofficine Ⅰ ～Ⅲ对人源结肠癌（HT-29）、膀胱移行细胞癌（T-24）、胃癌（SGC-7901）、A549 和前列腺癌（PC3）肿瘤细胞均具有一定的细胞毒性作用。其中，naucleofficine Ⅰ 和Ⅱ呈现中等强度的细胞毒活性，乌檀醛碱对肿瘤细胞抑制率 IC_{50}值 < 10 μmol/L，naucleaoral A 对人宫颈癌细胞（HeLa）抑制率 IC_{50} 值为 4.0 μg/mL，而naucleaoral B 对 KB 和 HeLa 肿瘤细胞抑制率 IC_{50} 值分别为 7.8 μg/mL 和 9.5 μg/mL[73]。同时，N. officinalis 中三萜类化合物对 A549 细胞的抑制率 IC_{50} 值为 0.5 ～ 1.1 mg/mL。N. pobeguinii 叶和枝中发挥细胞毒活性的主要成分为白藜芦醇和 β- 葡萄糖苷[74]。此外，喜树碱作为拓扑异构酶抑制剂类药物，在临床上被广泛用于多种癌症的治疗，且效果显著，因此喜果苷作为喜树碱的前体化合物，其抗肿瘤细胞增殖活性也有一定的研究报道[75]。

（七）抑制胆碱酯酶活性

研究表明，胆木中的单萜吲哚类生物碱均对丁酰胆碱酯酶具有一定的抑制活性，其中 angustidine 对乙酰胆碱酯酶和丁酰胆碱酯酶的抑制活性最强。分子对接研究结果表明，angustidine 能嵌入丁酰胆碱酯酶底部，与丝氨酸和组氨酸形成氢键，对 angustidine 和丁酰胆碱酯酶的动力学研究提出了一种混合抑制模式，抑制常数为 6.12 μmol/L[76]。

（八）降血压活性

胆木叶浸膏能够通过刺激心脏毒蕈碱受体而降低心率和心肌的收缩力，并阻断交感神经，发挥降血压活性。胆木乙醇提取物对大鼠主动脉具有一定的舒张作用[77]，其中胆木生物碱 naucline 具有中等的血管舒张活性，而牛眼马钱亭、nauclefine 和 naucletine 具有显著的血管舒张活性。作用机制研究表明，N. latifolia 发挥降血压活性与机体钠离子和钾离子的水平有关，增加钾离子水平有助于其发挥血管舒张作用[78]。化学成分研究结果表明，乌檀叶发挥降血压活性与其所含的生物碱类成分密切相关，而乌檀根发挥降血压活性与其所含强心苷、黄酮和多酚类成分密切相关。

（九）免疫调节活性

胆木对炎性免疫反应具有很强的调节作用，能够在感染和炎症发展的最初阶段发挥功能，从而抑制感染和炎症发展。例如，通过促进中性粒细胞和巨噬细胞的吞噬功能，提高血清溶菌酶含量和促进免疫球蛋白的形成等途径灭活体内细菌、病毒，增强细胞免疫能力[79]。

（十）其他活性

Amos 等[80] 通过动物实验证实 N. latifolia 茎皮水提物能显著减少小鼠自发性运动和探险行为，并延长大鼠戊巴比妥作用的睡眠时间，且呈剂量依赖关系，并对转棒实验的运动协调性没有影响，结果还表明 N. latifolia 的茎皮水提物中存在改变神经活性的物质。有研究报道，N. latifolia 水提物能够显著抑制吲哚美辛诱导大鼠的胃酸分泌，其机制可能是通过占据 H_2 受体抑制组胺刺激的胃酸分泌而发挥作用[81]。同时，N. latifolia 叶水提物能够显著降低四氧嘧啶所致糖尿病小鼠的血糖值，给予 200 mg/kg 口服灌胃 4 h，糖尿病模型小鼠血糖浓度显著降低（降低 45%），而对正常小鼠的血糖浓度没有影响[82]。

（十一）毒副作用

乌檀属植物的毒性相对较小，给予小鼠 N. porbeguinii 茎皮水提物灌胃处理，LD_{50} 大于 5.0 g/kg，灌胃后仅引起小鼠血清谷草转氨酶升高，而对血清谷丙转氨酶、肌酐和尿素氮无影响[83]。体外实验研究结果表明 N. latifolia 富含生物碱，能够干扰细菌和哺乳动物细胞的 DNA 合成，引起 G_2/M 期抑制，从而引起遗传性 DNA 损伤；体内实验结果证实其能引起肝、肾和血细胞的 DNA 单链断裂[84]。

胆木水提物及其总生物碱的小鼠急性毒性实验结果表明，胆木不同部位提取物的毒性较小，给予小鼠灌胃最大浓度和体积的水提物和总生物碱，小鼠一切活动正常，未出现死亡[85]。另外，胆木注射液毒理学研究结果表明，小鼠静脉注射胆木注射液的 LD_{50} 为 49.27 mg/kg，LD_{50} 的 95% 可信区间为 44.16 ～ 55.42 mg/kg，且无异常毒性；溶血性实验、血管刺激性实验和过敏性实验结果均表明胆木注射液毒副作用小[85]。

第三节　胆木及其临床研究

一、胆木概况

胆木为茜草科乌檀属植物，又名药乌檀、细叶黄棵木、黄羊木、黄胆木、黄心木、树黄柏、山熊胆、熊胆树等，入药部位为其干燥茎、枝、树皮和根[86]。本品原为民间药，始见记载于《常用中草药手册》《全国中草药汇编》等书籍，后被《中华人民共和国药典》（简称《中国药典》，1977 年版，第一部）和《广东省中药材标准》（2004 年，第一册）收载，作为一味黎族医学常用植物药，其在《黎族医药》也有记载。胆木为速生、高产的木本药用植物，其植株高达 4 ～ 12 m，树干外皮黄棕色、粗糙，较疏松、易剥离，木质部紧密坚硬，小枝纤细光滑。叶对生，一般为椭圆形，头状花序，顶生。其野生林及自然群落主要分布于我国南部和西南部等热带地区，包括广东（西部和西南部）、海南、广西、云南和湖南等省份[87]。胆木大多生长于高山接近顶部地区或者半山腰荫蔽且潮湿的地带（海拔 200 ～ 1300 m），分布区域相对来说比较狭窄，种群数量少，呈零星状分布，为中海拔森林中少见的乔木树种，是国家林业部门确认的重点保护珍稀植物种之一。此外，胆木的人工种植区域主要在我国海南省，以琼中、儋州、琼海和五指山等市县为主要分布区。

二、胆木临床研究

胆木性寒味苦，具有消除肿痛、清热解毒的功效，在我国南方民间常用于治疗肺炎和肠炎。20 世纪 70 年代至今，胆木片剂、颗粒剂、糖浆剂和肌内注射剂在海南、广东、广西等地区被广泛应用于临床，主要用于治疗上呼吸道感染、急性扁桃体炎、支气管炎和泌尿系统感染等，疗效显著，并未见有明显副作用。胆木还被用于湿疹、肺炎、脓肿和痢疾等常见疾病的治疗。目前有胆木浸膏糖浆、胆木浸膏片和胆木注射液中药制剂，临床上用于治疗急性咽喉炎、急性扁桃体炎、急性结膜炎、上呼吸道感染和普通型小儿手足口病[88, 89]。例如，胆木浸膏糖浆用于治疗小儿病毒性感冒、小儿毛细支气管炎、大肠杆菌所致泌尿系统感染和急性传染性结膜炎[90-92]，具有不良反应小、临床疗效显著等特点[93, 94]。胆木注射液与金黄散配伍使用，对流行性腮腺炎能够内外兼治，且起效迅速、疗效可靠，并具有不良反应少和使用方便等优点[95]。临床上还可将胆木浸膏片联合头孢克肟用于上呼吸道感染的治疗，能够显著改善患者临床症状，降低机体炎症反应[96]。还可将胆木浸膏糖浆联合氨苄西林胶囊和地塞米松治疗咽喉炎，显著提高临床治疗效果和有效率，缩短患者临床症状的持续时间，提升其生活质量，具有临床应用和推广价值[97]。另外，将胆木浸膏糖浆用于辅助头孢呋辛酯治疗急性扁桃体炎，其有效率达97%，且不良反应少[98]；将胆木浸膏糖浆与左氧氟沙星联合用于治疗下呼吸道感染，临床总有效率达85%，显著高于单一用药组[99]。将胆木提取液与青霉素配伍使用，对金黄色葡萄球菌具有显著抑制作用，能够发挥协同抗菌活性。胆木浸膏糖浆联合抗生素用于小儿急性化脓性中耳炎的治疗，具有治疗有效率高、安全性好和不良反应少等优势[100]。

需要注意的是，目前市场上常常将胆木与其功效类似的苦木相混淆，《中国药典》收载的苦木药材的来源为苦木科植物苦木的干燥枝和叶，而在民间和药材市场上流通的苦木多为由木材锯成的 1 ～ 2 cm 长的短段，其木材加工成的饮品与胆木的药材比较相似，有的地区还把苦木称为苦胆木和熊胆树，因此二者很容易混淆。如出现胆木与苦木混淆的情况，可采用性状鉴别（包括茎的硬度、表面颜色、纵纹、横纹和皮孔）、显微特征鉴别（茎皮层、木纤维数量及颜色、淀粉粒含量）和化学成分分析加以区分[101, 102]。

参 考 文 献

[1] 中国科学院中国植物志编辑委员会. 中国植物志：第 71 卷 [M]. 北京：科学出版社，1999：156.

[2] 张秋燕，张福平. 粤东地区茜草科药用植物资源研究 [J]. 中医药临床杂志，2015，27（6）：857-861.

[3] 朱长山，赵安林，李贺敏，等. 河南茜草科（Rubiaceae）增补与订正 [J]. 河南师范大学学报（自然科学版），2002，30（1）：78-90.

[4] 王瑞江，江国彬. 香港茜草科植物新记录 [J]. 热带亚热带植物学报，2020，28（2）：197-200.

[5] 陈秀兰. 龙溪县野生茜草科植物资源开发利用探讨 [J]. 中国林副特产，2019，（4）：69-73，76.

[6] 宋乐苓. 乌檀的化学成分及生物活性研究 [D]. 济南：济南大学，2019.

[7] 任雅君，陈娇，唐琴，等. 4 种茜草科植物硬枝和嫩枝水插繁殖研究 [J]. 中国农学通报，2010，26（7）：172-176.

[8] 胡欣. 乌檀化学成分分离分析与相关成分活性、药动学研究 [D]. 沈阳：沈阳药科大学，2007.

[9] Hotellier F, Delaveau P, Francoise H, et al. Nauclefine et naucletine de type indoloquinolizidine isoles du Nauclea latifolia[J]. Phytochemistry, 1975, 14：1407-1409.

[10] 张浩超，孙皓熠，张国印，等. 乌檀属植物药理活性研究进展 [J]. 山西医药杂志，2016，45（21）：2496-2498.

[11] Sichaem J, Surapinit S, Siripong P, et al. Two new cytotoxic isomeric indole alkaloids from the roots of Nauclea orientalis[J]. Fitoterapia, 2010, 81（7）：830-833.

[12] Lamidi M, Ollivier E, Gasquet M, et al. Structural and antimalarial studies of saponins from Nauclea diderrichii bark[J]. Adv Exp Med Biol, 1996, 404（1）：383-399.

[13] Zhang Z Z, Elsohly H N, Jacob M R, et al. New indole alkaloids from the bark of Nauclea orientalis[J]. J Nat Prod, 2001, 64（8）：1001-1005.

[14] 胡远艳，田建平. 乌檀属植物的研究进展 [J]. 海南大学学报（自然科学版），2007，25（2）：206-209.

[15] 康文艺，杨小生，赵超，等. 乌檀属植物的吲哚类生物碱成分研究进展 [J]. 中草药，2002，33（8）：762-765.

[16] 朱粉霞，王静静，殷蓉，等. 乌檀属植物化学成分研究进展 [J]. 中华中医药杂志，2014，14（9）：2877-2880.

[17] 宣伟东，卞俊，陈海生. 胆木生物碱成分研究 [J]. 中草药，2007，38（2）：170-173.

[18] 孙敬勇. 胆木和山香圆化学成分及其生物活性研究 [D]. 济南：山东大学，2008.

[19] 宣伟东. 中药胆木和云南狗牙花活性成分研究 [D]. 上海：第二军医大学，2005.

[20] Shigemori H, Kagata T, Ishiyama H, et al. Naucleamides A-E, new monoterpene indole alkaloids from Nauclea latifolia[J]. Chem Pharm Bull, 2003, 51（1）：58-61.

[21] 宣伟东，陈海生，卞俊. 胆木茎中一个新的吲哚生物碱苷 [J]. 药学学报，2006，41（11）：1064-1067.

[22] Di Giorgio C, Lamidi M, Delmas F, et al. Antileishmanial activity of quinovic acid glycosides and cadambine acid isolated from Nauclea diderrichii[J]. Planta Med, 2006, 72（15）：1396-1402.

[23] Takayama H, Tsutsumi S I, Kitajima M, et al. Gluco-indolealkaloids from Nauclea cadamba in Thailand and transformation of 3α-Dihydrocadambine into the indolopyridine alkaloid, 16-carbomethoxynaufoline[J]. Chem Pharm Bull, 2003, 51（2）：232, 233.

[24] 范龙，范春林，王英，等．胆木叶生物碱类成分研究 [J]．药学学报，2010，45（6）：747-751.

[25] 范龙．胆木叶的化学成分研究 [D]．广州：暨南大学，2010.

[26] 吴寿金，赵泰，秦永琪．现代中草药成分化学 [M]．北京：中国医药科技出版社，2002.

[27] Mesia K，Cimanga R K，Dhooghe L，et al. Antimalarial activity andtoxicity evaluation of a quantified *Nauclea pobeguinii* extract[J]. J Ethnopharmacol，2010，131（1）：10-16.

[28] Adeoye A O，Waigh R D. Desoxycordifolinic acid from *Nauclea diderrichii*[J]. Phytochemistry，1983，22（9）：2097，2098.

[29] Sainsbury M，Webb B. Parvine—a new angustine-type alkaloid from *Nauclea parva*[J]. Phytochemistry，1975，14（12）：2691-2693.

[30] Hotellier F，Delaveau P，Pousset J L. Nauclefine et naucletine deux nouveaux alcaloides de type indoloquinolizidine isoles du *Nauclea latifolia*[J]. Phytochemistry，1975，14（5-6）：1407-1409.

[31] Sun J Y，Lou H X，Xu H，et al. Two new indole alkaloids from *Nauclea officinalis*[J]. Chinese Chem Lett，2007，18（9）：1084-1086.

[32] 谢达温，李永辉，赵丽，等．胆木叶化学成分研究 [J]．中国中药杂志，2011，36（8）：1037-1039.

[33] 杨新全，陈德力，马国需，等．胆木茎的生物碱类成分研究 [J]．中草药，2016，47（17）：2997-3002.

[34] Lamidi M，Ollivier E，Faure R，et al. Revised structures of four saponins from *Nauclea diderrichii*[J]. Planta Med，1997，63（3）：284，285.

[35] Lamidi M，Ollivier E，Faure R，et al. Quinovic acid glycosides from *Nauclea diderrichii*[J]. Planta Med，1995，61（3）：280，281.

[36] 马文哲，凌铁军，张玉虎，等．乌檀的化学成分研究 [J]．热带亚热带植物学报，2005，13（2）：167-170.

[37] Adeoye A O，Waigh R D. Secoiridoid and triterpenic acids from the stems of *Nauclea diderrichii*[J]. Phytochemistry，1983，22（4）：975-978.

[38] Abreu P，Pereira A，Relva A. Characterisation of a sugar fraction from *Sarcocephalus latifolius* stem bark extract[J]. Carbohyd Polym，2001，45（2）：155-160.

[39] He Z D，Ma C Y，Zhang H J，et al. Antimalarial constituents from *Nauclea orientalis*[J]. Chem Biodivers，2005，2（10）：1378-1386.

[40] Lin M，Li S Z，Liu X，et al. Studies on the structures of two new alkaloidal glucosides of *Nauclea officinalis* Pierre ex Pitard[J]. Yao Xue Xue Bao，1989，24（1）：32-36.

[41] Lamidi M，Ollivier E，Faure R，et al. Quinovic acid glycosides from *Nauclea diderichii*[J]. Planta Med，1995，61（3）：280，281.

[42] 徐超，徐晓军，尹庆锋．胆木浸膏提取物体外抗菌活性筛选与药效评价 [J]．中国研究型医院，2018，5（6）：59-63.

[43] 胡欣．乌檀化学成分分离分析与相关成分活性、药动学研究 [D]．沈阳：沈阳药科大学，2009.

[44] 宣伟东，陈海生，卞俊．中药胆木活性成分研究 [C]．大连：全国海洋生物技术与海洋药学学术会议暨全国海洋药物学术研讨会，2006.

[45] 苏奎，龚敏，周静，等．胆木叶抗 MRS 活性研究 [J]．安徽农业科学，2009，37（25）：12014-12016.

[46] Iwu M. Handbook of African medicinal plants[M]. Boca Raton：CRC Press，1993.

[47] Okoli A S，Iroegbu C U. Evaluation of extracts of *Anthocleista djalonensis*，*Nauclea latifolia* and *Uvariaafzalii* for activity against bacterial isolates from cases of non-gonococcal urethritis[J]. J Ethnopharmacol，2004，92（1）：135-144.

[48] 李娜，曹亮，丁岗，等．异长春花苷内酰胺抗菌、抗病毒作用研究 [J]．中国实验方剂学杂志，2012，18（15）：170-174.

[49] 陈梦菁，侯林林．乌檀抗菌成分的研究 [J]．植物学报，1984，26（3）：280-282.

[50] 何勇，黄金平，吴荣艳．胆木水煎液的体外抗菌作用研究 [J]．华西药学杂志，2012，27（5）：604，605.

[51] 黄学晓，张世民，罗旋．胆木浸膏糖浆联合头孢哌酮钠他唑巴坦钠治疗儿童急性扁桃体炎的临床研究 [J]．现代药物与临床，2019，34（8）：2407-2409.

[52] 韦炜，何跃，易志强．胆木浸膏糖浆治疗急性扁桃体炎患者临床疗效 [J]．中国社区医师，2016，（33）：107-109.

[53] 曾春荣．小儿急性化脓性中耳炎采用胆木浸膏糖浆联合抗生素治疗的效果观察 [J]．中国社区医师，2016，32（27）：103-105.

[54] 李丰．胆木浸膏糖浆治疗小儿毛细支气管炎临床效果观察 [J]．中国现代药物应用，2016，10（16）：222，223.

[55] 蒋平，李小慧，高群，等．胆木提取液与抗生素配伍对金黄色葡萄球菌的抑制效果 [J]．贵州农业科学，2018，46（11）：79-82.

[56] 姜燕，王永艳．阿奇霉素与胆木注射液联合应用对肺炎双球菌作用的研究 [J]．河北医药，2012，34（17）：2584，2585.

[57] Liu Y P, Liu Q L, Zhang X L, et al. Bioactive monoterpene indole alkaloids from *Nauclea officinalis*[J]. Bioorg Chem, 2019, 83: 1-5.

[58] 廖凯. 胆木浸膏糖浆治疗小儿病毒性感冒临床效果及安全性分析 [J]. 中外医学研究, 2017, 15（1）: 18, 19.

[59] 曹亮, 李娜, 姜雅琼, 等. 胆木叶提取部位群的抗炎镇痛作用 [J]. 中国实验方剂学杂志, 2011, 17（24）: 124-127.

[60] 蔡兴俊, 黄奕江, 郑亚妹. 胆木提取物对哮喘小鼠肺泡灌洗液中炎性细胞及细胞因子的影响 [J]. 中国热带医学, 2018, 18（5）: 427-429.

[61] 符健, 邝少轶, 曾祥周, 等. 胆木浸膏片的抗炎作用研究 [J]. 海南大学学报（自然科学版）, 2002, （1）: 54-56, 73.

[62] 沈存思, 尹庆锋, 王蔚, 等. 6种中药口服液抗炎、镇痛、解热作用比较实验研究 [J]. 世界中医药, 2016, 11（9）: 1663-1666.

[63] Zhai X T, Zhang Z Y, Jiang C H, et al. *Nauclea officinalis* inhibits inflammation in LPS-mediated RAW 264. 7 macrophages by suppressing the NF-κB signaling pathway[J]. J Ethnopharmacol, 2016, 183: 159-165.

[64] Ishizuka M, Koga I, Zaima K, et al. Vasorelaxant effects on rat aortic artery by two types of indole alkaloids, naucline and cadamine[J]. J Nat Med, 2013, 67（2）: 399-403.

[65] Li D Y, Chen J Q, Ye J Q, et al. Anti-inflammatory effect of the six compounds isolated from *Nauclea officinalis* Pierrc ex Pitard, and molecular mechanism of strictosamide via suppressing the NF-κB and MAPK signaling pathway in LPS-induced RAW 264. 7 macrophages[J]. J Ethnopharmacol, 2017, 196: 66-74.

[66] 高香奇, 李诚丛, 周星. 黎药裸花紫珠与胆木组合的药效学研究 [J]. 中国民族民间医药, 2017, 26（6）: 34-38.

[67] 张伟敏, 肖健雄, 符致坚, 等. 胆木叶提取物的抗氧化活性研究 [J]. 林产化学与工业, 2009, 29（4）: 82-86.

[68] 李琴. 乌檀和泽泻的药效物质基础研究 [D]. 杭州: 浙江大学, 2013.

[69] Sun J Y, Lou H X, Dai S J, et al. Indole alkaloids from *Nauclea officinalis* with weak antimalarial activity[J]. Phytochemistry, 2008, 69（6）: 1405-1410.

[70] Tona L, Kambu K, Ngimbi N, et al. Antiamoebic and spasmolytic activities of extracts from some antidiarrhoeal traditional preparations used in Kinshasa, Congo[J]. Phytomedicine, 2000, 7（1）: 31-38.

[71] Abreu P M, Martins E S, Kayser O, et al. Antimicrobial, antitumor and anti-leishmania screening of medicinal plantsfrom Guinea-Bissau[J]. Phytomedicine, 1999, 6（3）: 187-195.

[72] Wang H Y, Wang R X, Zhao Y X, et al. Three new isomeric indole alkaloids from *Nauclea officinalis*[J]. Chem Biodivers, 2015, 12（8）: 1256-1262.

[73] Sichaem J, Surapinit S, Siripong P, et al. Two new cytotoxic isomeric indole alkaloids from the roots of *Nauclea orientalis*[J]. Fitoterapia, 2010, 81（7）: 830-833.

[74] Wang H Y, Liu K, Wang R X, et al. Two new triterpenoids from *Nauclea officinalis*[J]. Nat Prod Res, 2015, 29（7）: 644-649.

[75] Kuete V, Sandjo L P, Mbaveng A T, et al. Cytotoxicity of selected Cameroonian medicinal plants and *Nauclea pobeguinii* towards multi-factorial drug-resistant cancer cells[J]. BMC Complement Altern Med, 2015, 15: 309.

[76] Liew S Y, Khaw K Y, Murugaiyah V, et al. Natural indole butyrylcholinesterase inhibitors from *Nauclea officinalis*[J]. Phytomedicine, 2015, 22（1）: 45-48.

[77] Udoh F V, Lot T Y. Effects of leaf and root extracts of *Nauclea latifolia* on the cardiovascular system[J]. Fitoterapia, 1998, 69（2）: 141-146.

[78] Akpanabiatu M I, Umoh I B, Udosen E O, et al. Rat serum electrolytes, lipid profile andcardiovascular activity on *Nauclea latifolia* leaf extract administration[J]. Indian J Clin Biochem, 2005, 20（2）: 29-34.

[79] 马雅銮, 胡镜清. 胆木的研究进展 [J]. 中华中医药杂志, 2017, 32（7）: 3079-3082.

[80] Amos S, Abbah J, Chindo B, et al. Neuropharmacological effects of the aqueous extract of *Nauclea latifolia* root bark inrats and mice[J]. J Ethnopharmacol, 2005, 97（1）: 53-57.

[81] Balogun M E, Nwachukwu D, Onwe P E, et al. Gastric acid anti-secretory effects of aqueous leaf extract of *Nauclea latifolia* (Rubiaceae) in rats[J]. The Journal of Phytopharmacology, 2014, 3（6）: 389-394.

[82] Gidado A, Ameh D A, Atawodi S E. Effect of *Nauclea latifolia* leaves aqueous extracts on blood glucose levels of normal and alloxan-induced diabetic rats[J]. Afr J Biotechnol, 2005, 4（1）: 91-93.

[83] Mesia G K, Tona G L, Penge O, et al. Antimalarial activities and toxicities of three plants used as traditional remedies for malaria in the Democratic Republic of Congo: *Croton mubango*, *Nauclea pobeguinii* and *Pyrenacantha staudtii*.[J]. Ann Trop Med Parasitol, 2005, 99（4）: 345-357.

[84] 杨卫丽，赖伟勇，张俊清，等．黎药胆木不同提取部位急性毒性实验研究 [J]．时珍国医国药，2010，21（3）：568，569．

[85] 李备，朱毅，赵毓梅，等．胆木注射液的部分毒理观察 [J]．中药新药与临床杂志，2007，26（10）：740-742．

[86] 许永彬，修虹，陈鼎雄．药乌檀的化学成分研究 [J]．海峡药学，2017，29（3）：51-53．

[87] 陈健妙．珍稀野生植物乌檀的开发利用 [J]．中国野生植物资源，2003，22（4）：38-39．

[88] 国家中医药管理局《中华本草》编委会．中华本草：第6卷 [M]．上海：上海科学技术出版社，1999．

[89] 徐晓梅，杨志，陈必全．用胆木浸膏糖浆对普通型手足口病患儿进行治疗的效果探讨 [J]．当代医药论丛，2020，18（1）：54-56．

[90] 崔颖．胆木浸膏糖浆治疗小儿病毒性流感患者的疗效分析 [J]．世界最新医学信息文摘，2018，18（42）：118．

[91] 刘伟，李含英，张秋月，等．小儿感冒发热患者采用胆木浸膏糖浆治疗疗效观察 [J]．中国社区医师，2016，32（27）：100，102．

[92] 黄莉萍，廖霞．胆木注射液治疗急性传染性结膜炎的观察及护理 [J]．当代护士，2015，（2）：73，74．

[93] 孟玲娟．胆木注射液治疗小儿急性上呼吸道感染疗效观察 [J]．河北中医，2009，31（8）：1213，1214．

[94] 韩振新．胆木注射液治疗小儿急性上呼吸道感染观察 [J]．实用中医药杂志，2004，20（12）：701．

[95] 郁星峰．胆木注射液金黄散并用治疗流行性腮腺炎26例 [J]．实用中医内科杂志，2006，20（5）：538．

[96] 邱和声，吴涛，廖莉，等．胆木浸膏片联合头孢克肟治疗上呼吸道感染的临床研究 [J]．现代药物与临床，2019，34（4）：1016-1019．

[97] 梁芳．胆木浸膏糖浆辅助治疗咽喉炎对其临床症状的改善效果分析 [J]．内蒙古中医药，2016，35（13）：25．

[98] 胡青英，廖武堂．胆木浸膏糖浆治疗急性扁桃体炎60例的临床观察 [J]．临床医药文献杂志，2018，5（23）：52．

[99] 李迎宾．胆木浸膏糖浆治疗下呼吸道感染临床效果观察 [J]．内蒙古中医药，2016，35（15）：9．

[100] 曾春荣．小儿急性化脓性中耳炎采用胆木浸膏糖浆联合抗生素治疗的效果观察 [J]．中国社区医师，2016，32（27）：103，105．

[101] 焦爱军，韦郑凯，冯洁．胆木及其伪品苦木的生药鉴别 [J]．广西医科大学学报，2012，29（2）：267，268．

[102] 魏爱华，康帅．胆木与其混淆品的生药学鉴别研究 [J]．药物分析杂志，2012，32（8）：1482-1485．

第二章　胆木的本草学考证

一、"檀"类药材的考证

明代李时珍《本草纲目》记载的檀香有 3 种——黄檀、白檀和紫檀，分别主要产自我国广东、云南和东南亚各国。李时珍认为，江淮、河朔所产檀木虽然与上述 3 种檀香属于同类，但是无香气。这里记载的"江淮、河朔所产檀木"由产地来看，应该指的是青檀 *Pteroceltis tatarinowii* Maxim.。《本草纲目》记载："藏器曰：白檀出海南""皮洁而色白者为白檀""黄檀、白檀、紫檀 3 种之中，以黄檀和白檀香气清幽"。由此可以证实白檀虽然产地与乌檀一致，但是其树皮颜色不同，白檀树皮色白，乌檀树皮色灰，同时白檀气香，乌檀气微，两者气味上有明显的差异，因此二者应该不属于同一种。由"皮实而色黄者为黄檀"和"黄檀最香"，表明黄檀与现檀香品种一致，为檀香科植物檀香 *Santalum album* L.。"紫檀诸溪峒出之，性坚，新者色红，旧者色紫，有蟹爪文"，与紫檀 *Pterocarpus indicus* Willd. 的特征一致 [1]。产自海南的白檀所属为何品种，仍有待进一步文献调研。目前海南产的植物树种中，降香黄檀木材为白色，带香气，但其心材常色深，出产降香药材，且《本草纲目》另有"降真香"条，因此二者并不属于同一品种。海南产的白木香 *Aquilaria sinensis*（Lour.）Spreng. 为瑞香科植物，老茎受伤后所沉积得到的树脂俗称沉香，主要用作香料原料；其树皮纤维柔韧，色白而细致，木部芳香；虽性状和产地与白檀类似，但其在《本草纲目》中以"蜜香"列出，因此不属于白檀。檀香有"新山檀"和"老山檀"之分，通常色泽较深、香气很浓的被称为"老山檀"；色泽较浅、香气较淡的被称为"新山檀"。如不考虑书中所记载白檀产地为海南，可能与现市场上所指"新山檀"类似。明代早期的《救荒本草》记载"檀树芽"：生密县山野中，树高一二丈，叶似槐叶而长大，开淡粉紫花，叶味苦 [2]。从记载的叶形、花色等方面来看，与豆科植物黄檀 *Dalbergia hupeana* Hance 基本一致，产地也相符。密县所指为现在的新密市，位于河南省中部的嵩山东麓，该地至今一直保留有春季食用黄檀嫩芽的习惯。清代《植物名实图考》对檀木有较为简要的记载："檀，《本草拾遗》始著录，皮和榆皮为粉食，可断谷。" [3]

研究人员对我国不同历史时期医药著作所记载的"檀"进行总结发现，产自岭南以北者，主要有榆科青檀和豆科黄檀 2 种；产自岭南的，则考证出自檀香科檀香、豆科植物紫檀 2 种。通过对以现代名称含"檀"的多个树种，如青檀、黄檀、檀香、紫檀等为对象进行研究，发现"檀"类树种均有木部纹理细腻均匀、质地细密等特点，由此推测，"檀"中"亶"除"善"之意以外，可能还是象形字，有纹理细腻之意，字形与"檀"类树种木部的年轮及纹理形似。胆木的原植物乌檀木部结构亦细腻均匀，此外，乌檀树皮灰绿色或棕绿色，故可推测乌檀因树皮色深、木部细腻而得名。综上所述，乌檀并非本草中记载的各种"檀"。

二、胆木考证

胆木为我国唯一自然分布的乌檀属植物，主要分布于广东、广西和海南中等海拔地区的森林中。胆木在国外分布于越南、柬埔寨、老挝、泰国、马来西亚和印度尼西亚。乌檀的植物拉丁学名最早以 *Sarcocephalus officinalis* Pierre ex Pitard 发表，从命名可见，法国著名的植物学家 Jean Baptiste Louis Pierre 提供了该植物生物特征，并由 C. J. Pitard 提供了满足合格发表规定的特征[4]。"*Sarcocephalus*"意为"肉头的"，"*officinalis*"意为"药用的"，表明从植物定种之初，植物学家已明确了胆木的药用地位。而后，美国著名植物分类学家 Elmer Drew Merrill 与我国近代植物分类学家陈焕镛将其列入乌檀属 *Nauclea*，以拉丁学名 "*N. officinalis*（Pierre ex Pitard）Merr. et Chun"于 1940 年发表在英文版《中山专刊》（*Sunyatsenia*）第 5 卷，侯宽昭于 1946 年将其发表在同一刊物第 6 卷。"*Nauclea*"来源于古希腊语，"naus"的意思是"舟"，"clea"的意思是"闭合的"，以此表示该属植物的果实外形似封闭的船舱。1976 年胆木被列入《海南植物志》第 3 卷，1999 年被收载入《中国植物志》第 71（1）卷[5,6]。需要注意的是，由于胆木与苦木历代本草均未见记载，因产地、功效和饮片性状具有一定的相似性，别名也有重复，故存在混淆使用的情况。苦木有小毒，不得与胆木混用，应加以区别。

黎族是我国历史悠久的民族，有着深厚的文化底蕴。然而，黎族却一直没有自己的文字，直至 1957 年，国家设计并通过了拉丁字母形式的《黎文方案》。因此，具有黎族文化的黎族医药搜集了很多一直在民间流传的药用植物品种，这些品种虽然缺乏历史记载，但并不代表其历史短暂，胆木便是其中之一。1988 年以前海南隶属于广东省，1969 年我国的药用植物资源普查将胆木载入广州部队后勤部卫生部编的《常用中草药手册》[7]。《全国中草药汇编》（1975 年版）在卫生部的主导下，由中国中医研究院中药研究所、中国医学科学院药物研究所、卫生部药品生物制品检定所联合全国九省、二市有关单位共同协作编写，首次将胆木载入国家级本草书籍[8]，并于 1975 年出版。1979 年胆木被《中药大辞典》收录，1999 年被《中华本草》收录[9,10]。在标准收载方面，1979 年出版的《中国药典》（1977 年版）正式将胆木收入国家标准，但自 1985 年版起，胆木未在《中国药典》中记载。2004 年版《广东省中药材标准》（第一册）、2011 年版《海南省中药材标准》（第一册）均收载了胆木[11,12]。胆木收载信息见表 2.1。

表 2.1　胆木的本草收载记录情况

序号	出版年份	著作名称	用药剂量
1	1969	《常用中草药手册》	0.5～1.0 两①
2	1975	《全国中草药汇编》	0.5～1.0 两
3	1976	《海南植物志》	—
4	1979	《中药大辞典》	0.5～1.0 两
5	1979	1977 年版《中国药典》	9～15 g
6	1991	《新华本草纲要》	—
7	1999	《中国植物志》	—

序号	出版年份	著作名称	用药剂量
8	1999	《中华本草》	15～30 g
9	2001	《现代中药材鉴别手册》	6～10 g
10	2004	《广东省中药材标准》	15～31 g
11	2011	《海南省中药材标准》	9～15 g

① 1 两 =50g。

三、世界乌檀属植物资源分布

乌檀属植物资源全世界有 30 余种，我国有 2 种，一种为原生种，即本种乌檀，另一种为外来引入的栽培品种东方乌檀（ *N. orientalis* L. ）。东方乌檀为本属的模式种。乌檀属植物资源在世界范围内分布较为广泛，如非洲、澳大利亚、南亚及东南亚地区等。乌檀属其他植物在其主产地也常作为民间药用植物使用。其中乌檀、*N. latiforia* 和东方乌檀化学成分和药理活性的研究报道较多，也是主产地所在民间较为常用的品种。乌檀属其他品种的药用部位多为树皮、根和茎，基本与胆木类似。乌檀属其他品种的主要活性成分多为生物碱，药理活性主要集中于抗炎和抗菌，也与胆木较为相似。

（一）东方乌檀

东方乌檀主要分布于东南亚、新几内亚、澳大利亚等地区。东方乌檀为澳大利亚唯一土生土长的乌檀属植物。澳大利亚主要将其应用于治疗胃痛和动物咬伤，同时也用作黄色染料；菲律宾则用其治疗外伤。其树皮提取物能使鱼类眩晕，被用于捕捞鱼类。东方乌檀所含主要活性成分为生物碱类化合物，现代药理学研究表明，东方乌檀具有抗疟和抗肿瘤的活性[13-15]。

（二）*N. latiforia* Smith

该品种主要分布于非洲地区。在西非和南非，*N. latiforia* 树皮和树叶的浸剂和煎剂常常被用于治疗胃痛、发热、腹泻、细菌感染和寄生虫感染，茎和根的浸剂和煎剂则主要被用于抗疟疾。在卡诺（尼日利亚北部城市），民间通过咀嚼 *N. latiforia* 的枝条来治疗胃痛和结核病[16-18]。在喀麦隆，*N. latiforia* 则被用于治疗神经性疼痛，如头痛。在非洲各地其还被用于治疗黄疸、黄热病、肝炎、麻疹、流感、头皮感染、脓肿等。*N. latiforia* 所含的主要活性成分包括生物碱、皂苷和多酚类化合物，现代药理学研究表明，*N. latiforia* 具有抗疟疾、驱虫、杀灭螺杆菌、保肝、抗氧化、抗惊厥、抗焦虑、镇静、降血糖、抗炎和解热等药理学活性，临床主要用于抗疟疾[19-21]。

（三）*N. diderrichii*（De Willd.）Merr.

N. diderrichii 主要分布于非洲地区。在西非和中非，*N. diderrichii* 主要被用于杀虫和抗寄生虫；在加蓬、刚果（布）和尼日利亚，*N. diderrichii* 树皮和树叶的浸剂被用于治疗发热；在几内亚、尼日利亚、喀麦隆、加蓬、加纳和科特迪瓦等地则将其根、树皮或果实

用于抗各种细菌感染，以及治疗口腔疾病、消化系统不适、伤寒、淋病、痢疾、便秘、头痛、咳嗽、发热、糖尿病、贫血、性功能障碍、女性不育等。*N. diderrichii* 所含的主要活性成分为生物碱类化合物，现代药理学研究表明，*N. diderrichii* 具有杀螨、保肝等功效 [22, 23]。

（四）*N. pobeguinii*（Hua ex Pobeg.）Merr.

N. pobeguinii 主要分布于非洲热带以西至赞比亚一带。几内亚、刚果、喀麦隆和尼日利亚主要将其树皮和叶用于治疗糖尿病、性功能障碍和皮肤疾病。*N. pobeguinii* 主要活性成分为生物碱类化学成分，现代药理学研究表明，*N. pobeguinii* 树皮具有抗疟疾、镇痛和抗炎等药理活性 [24-26]。

（五）*N. vanderguchtii*（De Willd.）Petit.

N. vanderguchtii 主要分布于利比里亚、尼日利亚至非洲西海岸。在喀麦隆，民间传统主要将其叶和树皮用于皮肤疾病与外伤的治疗 [27, 28]。

四、胆木应用历史沿革

胆木的树枝、树干和树皮均可入药，全年均可采收。作为我国仅有的一种可入药的乌檀属植物，胆木也是海南省传统黎药中的重要药材之一，是我国重点保护的珍稀野生植物之一，早期被收载于《常用中草药手册》和《全国中草药汇编》等书籍，后被 1977 年版《中国药典》收载，1999 年出版的《中华本草》和 2006 年出版的《中药大辞典》对其也有详细记载。胆木性味苦寒，具有清热解毒、消肿止痛的功效，常被用于感冒发热、咽喉肿痛、咽喉炎、急性结膜炎、急性扁桃体炎、支气管炎、肺炎、肠炎、胆囊炎、痢疾、湿疹、皮疹、脓肿和泌尿系统感染等疾病的治疗，外用还可治疗乳腺炎和痈疖脓肿。目前国内主要有胆木浸膏糖浆和胆木浸膏片等中药制剂，常用于治疗急性扁桃体炎、急性咽炎、急性结膜炎和上呼吸道感染等疾病，疗效确切，被国内众多权威指南一致推荐使用 [29]。

参 考 文 献

[1] 李时珍. 本草纲目. 第 3 册 [M]. 北京：人民卫生出版社，1978：1944，1945.
[2] 朱橚. 救荒本草 [M]. 上海：上海古籍出版社，2015：282，283.
[3] 吴其濬，张瑞贤. 植物名实图考校释 [M]. 北京：中医古籍出版社，2008：589.
[4] 吴孟华，李楠欣，张英，等. 胆木入药的渊源考证 [J]. 中药材，2019，42（11）：2709-2714.
[5] 中国科学院中国植物志编委会. 中国植物志 [M]. 北京：科学出版社，2006.
[6] 陈焕镛. 海南植物志：第 3 卷 [M]. 北京：科学出版社，1974：287.
[7] 广州部队后勤部卫生部. 常用中草药手册 [M]. 北京：人民卫生出版社，1970.
[8] 江苏新医学院. 中药大辞典 [M]. 上海：上海科学技术出版社，1979：1439，1440.
[9] 国家中医药管理局《中华本草》编委会. 中华本草. 第 6 册 [M]. 上海：上海科学技术出版社，1999：456，457.
[10] 中华人民共和国卫生部药典委员会. 中华人民共和国药典 [S]. 北京：人民卫生出版社，1978：424.
[11] 广东省食品药品监督管理局. 广东省中药材标准 [S]. 广州：广东科技出版社，2004：154，155.
[12] 海南省食品药品监督管理局. 海南省中药材标准 [S]. 海口：南海出版公司，2011.

[13] Zhang Z Z, ElSohly H N, Jacob M R, et al. New indole alkaloids from the bark of *Nauclea orientalis* [J]. J Nat Prod, 2001, 64（8）: 1001-1005.

[14] Deharo E, Ginsburg H. Analysis of additivity and synergism in the anti-plasmodial effect of purified compounds from plant extracts [J]. Malar J, 2011, 10 Suppl 1（Suppl 1）: S5.

[15] Erdelmeier C A, Regenass U, Rali T, et al. Indole alkaloids with in vitro antiproliferative activity from the ammoniacal extract of *Nauclea orientalis* [J]. Planta Med, 1992, 58（1）: 43-48.

[16] Bum E N, Taiwe G S, Moto F C O, et al. Anticonvulsant, anxiolytic, and sedative properties of the roots of *Nauclea latifolia* Smith in mice [J]. Epilepsy Behav, 2009, 15（4）: 434-440.

[17] Benoit-Vical F, Valentin A, Cournac V, et al. In vitro anti-plasmodial activity of stem and root extracts of *Nauclea latifolia* S. M. （Rubiaceae）[J]. J Ethnopharmacol, 1998, 61（3）: 173-178.

[18] Onyeyili P A, Nwosu C O, Amin J D, et al. Anthelmintic activity of crude aqueous extract of *Nauclea latifolia* stembark against ovine nematodes [J]. Fitoterapia, 2001, 72（1）: 12-21.

[19] Deeni Y Y, Hussain H S. Screening for antimicrobial activity and for alkaloids of *Nauclea latifolia* [J]. J Ethnopharmacol, 1991, 35（1）: 91-96.

[20] Gidado A, Ameh D A, Atawodi S E. Effect of *Nauclea latifolia* leaves aqueous extracts on blood glucose levels of normal and alloxan-induced diabetic rats [J]. Afr J Biotechnol, 2005, 4（1）: 91-93.

[21] Lamidi M, Ollivier E, Mahiou V, et al. Gluco-indole alkaloids from the bark of *Nauclea diderrichii*. ^{1}H and^{13}C-NMR assignments of 3α-5α-tetrahydrodeoxycordifoline lactam and cadambine acid [J]. Magn Reson Chem, 2005, 43（5）: 427-429.

[22] Mclean S, Murray D G. The constituents of *Nauclea diderrichii*. Part Ⅱ. Isolation and classification of constituents; simple β-carboline and pyridine alkaloids [J]. Can J Chem, 1972, 50（10）: 1478-1485.

[23] Di Giorgio C, Lamidi M, Delmas F, et al. Antileishmanial activity of quinovic acid glycosides and cadambine acid isolated from *Nauclea diderrichii* [J]. Planta Med, 2006, 72（15）: 1396-1402.

[24] Dhooghe L, Mesia K, Kohtala E, et al. Development and validation of an HPLC-method for the determination of alkaloids in the stem bark extract of *Nauclea pobeguinii* [J]. Talanta, 2008, 76（2）: 462-468.

[25] Mesia K, Cimanga R K, Dhooghe L, et al. Antimalarial activity and toxicity evaluation of a quantified *Nauclea pobeguinii* extract [J]. J Ethnopharmacol, 2010, 131（1）: 10-16.

[26] Mesia K, Tona L, Mampunza M M, et al. Antimalarial efficacy of a quantified extract of *Nauclea pobeguinii*st embark in human adult volunteers with diagnosed uncomplicated falciparum malaria. Part 1: a clinical phase Ⅱ A trial [J]. Planta Med, 2012, 78（3）: 211-218.

[27] Marius M, Gonzal T E, Gilbert A, et al. Analgesic, anti-inflammatory and anti-arthritic properties of aqueous and methanolic stem bark extracts from *Nauclea pobeguinii*（Rubiacee）in rats [J]. J Complement Integr Med, 2018, 15（4）.

[28] Jiofack T, Fokunang C, Guedje N, et al. Ethnobotanical uses of some plants of two ethnoecological regions of Cameroon [J]. Afr J Pharm Pharmaco, 2009, 3（13）: 664-684.

[29]《全国中草药汇编》编写组. 全国中草药汇编 [M]. 北京: 人民卫生出版社, 1996.

第三章 胆木的生物学研究

第一节 胆木的生物学特性

一、胆木的植物形态学

胆木为茜草科乌檀属乔木，高可达 5 m 以上 [1]。树干直立，树皮粗糙，外面灰色，内皮与木质部剥离后由浅黄色逐渐变为棕黄色，味极苦；小枝条纤细而光滑，有白色皮孔。叶对生，椭圆形或长圆形，近革质，长 8 ～ 14 cm、宽 4 ～ 7 cm；侧脉 8 对，在两面都明显；顶端渐尖，基部楔形，全缘，叶柄长 2 ～ 3 cm；托叶大，圆锥形，脱落 [2]。

胆木花期为 5 ～ 6 月，花为黄色，多朵小花密集成一顶生的圆球形头状花序，有托叶状的苞片，萼管连成肉质体；花冠黄白色，漏斗形，顶部 4 裂；花柱长，线形，柱头椭圆状或棒状，浅裂，突出花冠外，子房下位。

胆木果实成熟期为 11 月至次年 1 月，果肉质，球形，成熟时为黄褐色，表面粗糙。种子椭圆形，细小，皮黑色且有光泽。

胆木为速生高产木本药用植物 [3]，其野生林及自然群落分布于热带地区，生长在海拔 200 ～ 1300 m 的山顶或半山腰的潮湿荫蔽地带，分布于广东、广西中等海拔地区的森林中，在海南地区多自然分布于海拔 300 ～ 1200 m 的热带半落叶季雨林中 [4]。胆木人工种植主要是在海南省，又以琼中、儋州、琼海、五指山等地多见 [5]。胆木喜温暖潮湿的气候，要求年平均温度 23 ～ 25℃，年平均降雨量 1690 mm，年平均相对湿度 84%。海拔 200 ～ 1300 m 山顶或半山腰潮湿荫蔽地带土质疏松、腐殖质较厚的微酸性（pH 5.0 ～ 6.5）土壤最适合胆木生长 [6]。种子在高温高湿条件下易发芽，果实成熟期自然散落的种子在适宜条件下即能萌发成长为小苗。

二、胆木的性状与显微鉴定

（一）胆木的性状鉴定

通过对胆木性状进行观察，制定的鉴别依据如下：不规则的小块或斜切片，浅黄色、黄色或棕黄色，部分带皮部，部分无，带皮部其外皮黄棕色，粗糙，较疏松，易剥落，木部紧密坚硬 [7]。横切面皮部棕褐色，木材边缘棕褐色或棕黄色，略有光泽，表面隐约可见多层同心环状生长轮。管孔略小或至中，放大镜下明显，均匀散布。纤维性，质坚硬，无臭，味苦，以色鲜黄者为佳（图 3.1）。

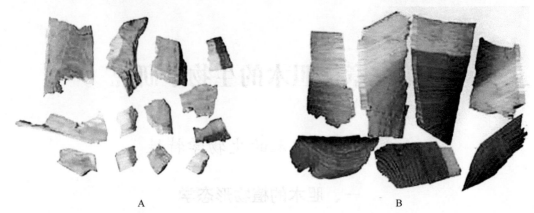

图 3.1　胆木（A）与混淆品苦木（B）切片性状特征图

（二）胆木的显微鉴定

通常木本药材鉴定多采用对其横切面、径切面和弦切面三个切面的显微观察，依据生长轮、导管、射线类型、轴向薄壁细胞等特征的有无、多少和分布进行鉴定。胆木切片的切面主要由导管、木纤维、木薄壁细胞组成，射线较密，放射状，导管多为具缘纹孔，木薄壁细胞为外层的基本组织，壁木化，具纹孔。以下通过三个切面显微特征的观察，从不同角度对胆木的显微结构进行分析 [8]。

1. 胆木横切面（图 3.2A）　导管在生长轮间分布均匀，大小相似，呈卵圆形及圆形，或径向延长的椭圆形，略具多角形轮廓，直径 100 ～ 180 μm；纤维壁较厚，直径多为 20 ～ 40 μm；射线多为 2 ～ 3 列，少为单列，射线间常只隔 1 ～ 2 列纤维组织。

2. 胆木径切面（图 3.2B）　可见射线细胞多排，近两端部位细胞呈直立状（最长轴为纵向），近中央者细胞呈方形，且直立细胞比方形细胞高。

3. 胆木弦切面（图 3.2C）　可见射线组织交错排列于导管间，略呈纺锤形。近两端部位细胞单列，呈类长方形；近中央者为 2 ～ 3 列，呈类圆形，较两端者短。

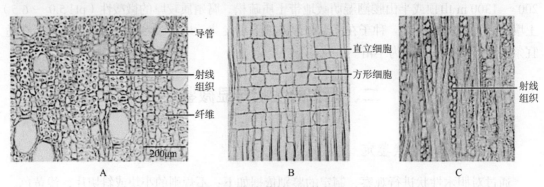

图 3.2　胆木药材显微特征图
A. 横切面；B. 径切面；C. 弦切面

（三）胆木粉末鉴别

导管形状多样，大小不一，长 180 ～ 600 μm，宽 40 ～ 220 μm，均为具缘纹孔导管；

纤维众多，有的两端渐尖，有的一端稍钝，长 560 ～ 1240 μm，宽 25 ～ 44 μm，壁厚薄不一，纹孔斜向裂隙状，少数细胞孔沟较宽；木薄壁细胞形状多样，有窄长方形、类三角形、纺锤形等；石细胞呈多角形，长 30 ～ 50 μm，宽 15 ～ 50 μm。

（四）胆木及混淆品的比较

苦木是 2010 年版《中国药典》收载的品种，为苦木科植物苦树 *Picrasma quassioides*（D. Don）Benn. 的干燥枝和叶。苦木在民间和药材市场上流通的多为木材锯成的 1 ～ 2 cm 长的短段，苦木的木材加工成的饮片极易与胆木的药材相混淆[1]，有的地区苦胆木与胆木的名称相似或相同，苦木别名熊胆树，与胆木原植物乌檀的别名熊胆树重合，也是容易混淆的原因之一。以下为此种混淆品详细的生药学鉴别研究[7]。

1.苦木植物形态　苦树为落叶乔木，高达 10 m；树皮紫褐色，平滑，有灰色斑纹，全株有苦味。叶互生，奇数羽状复叶。与胆木在植物形态上的区别较为明显。

2.苦木性状　不规则斜切片，浅黄色至淡黄棕色；木材边材淡黄白色，心材深黄褐色，两部分界限分明，有光泽，表面清晰可见多层同心环状生长轮；放大镜下可见生长轮内外一端导管管孔较大，清晰可见；质坚硬，无臭，味苦（见图 3.1）。

3. 显微特征

（1）横切面（图 3.3A）：导管在生长轮内一端者较大，呈圆形、卵圆形及椭圆形，直径 120 ～ 170 μm；靠近另一端者则较小，散生，直径多为 35 ～ 55 μm；纤维壁较薄，直径多为 15 μm 左右。

（2）径切面（图 3.3B）：可见射线细胞多排，近两端部位细胞呈直立状或方形（最长轴为纵向），近中央者细胞呈横卧状（最长轴为径向），且直立细胞或方形细胞高于横卧细胞；有的射线细胞中含有草酸钙簇晶。

（3）弦切面（图 3.3C）：可见射线组织交错排列于导管间，略呈纺锤形；两端部位细胞单列，呈长卵圆形或椭圆形；近中央者为 3 ～ 5 列，呈类圆形。

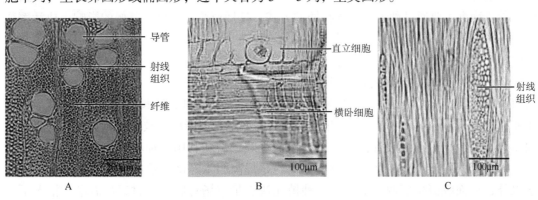

图 3.3　苦木药材显微特征图

A. 横切面；B. 径切面；C. 弦切面

4.胆木及混淆品比较结果讨论　从植物形态上比较，胆木与苦木植物形态差异明显[4]：胆木为乔木，高 5 m 以上，树干直立，树皮粗糙，外面灰色；小枝条纤细光滑，有白色皮孔；叶对生，椭圆形。而苦木为落叶乔木，高达 10 m；树皮紫褐色，平滑，有灰色斑纹；叶互生，奇数羽状复叶。

从胆木及其混淆品苦木切片的外观性状进行比较，也有较大差异：胆木与苦木均为不规则的小块或斜切片，浅黄色、黄色或棕黄色。胆木带皮部其外皮黄棕色，粗糙，较疏松，易剥落，木部紧密坚硬。横切面皮部棕褐色，木材边缘棕褐色或棕黄色，略有光泽，表面隐约可见多层同心环状生长轮。管孔略小，均匀散布。而苦木木材边材淡黄白色，心材深黄褐色，两部分界限分明，有光泽，表面清晰可见多层同心环状生长轮。放大镜下可见生长轮内外两侧导管管孔差异，内侧一端导管管孔较大，外侧一端导管管孔较小。胆木与苦木切片在边材心材界限、同心环状生长轮及管孔大小上均可见明显差异，可用于辨别二者。

从显微特征上来比较，胆木与苦木也有较大差别。胆木导管在生长轮间的大小和分布均匀，呈卵圆形及圆形，或径向延长的椭圆形，略具多角形轮廓，直径 100 ～ 180 μm。苦木导管在生长轮内一端者较大，呈圆形、卵圆形及椭圆形，直径 120 ～ 170 μm；靠近另一端者则较小，散生，直径多为 35 ～ 55 μm。胆木导管与苦木生长轮内侧一端导管大小相近，而胆木导管大小分布均匀，苦木生长轮内外两端导管大小差异较大，导管的分布形态可明显将二者区分。胆木纤维壁厚，直径达 20 ～ 40 μm，而苦木纤维壁薄，直径仅为 15 μm。胆木与苦木射线组织均为两端部位细胞单列，近中央者为多列，射线列数相近且少为单列。但细胞类型上二者存在明显差异，胆木仅有直立细胞和方形细胞，且直立细胞比方形细胞高，苦木除直立细胞和方形细胞以外，还存在横卧细胞。综上所述，胆木与苦木多方面均有较大差异，应注意鉴别。

三、胆木的生殖学研究

胆木可通过有性和无性两种方式进行繁殖，即采用种苗培育和组织培育两种方法进行。胆木种苗培育主要通过种子发芽和扦插的方式。扦插苗受到环境、气候的影响，成活率往往小于 45%，有时甚至出现成批枯萎的现象；种苗育苗是较为传统的途径，但胆木植物种子产量低、体积小，不利于采集，而且种子不耐贮藏，在自然状态下种子的结实率和萌发率极低，不足 2%，加之发芽时间不集中，难以得到大量规格一致的种子苗[9, 10]。因种苗增殖率低、繁殖速度慢，容易受环境变化的影响，大大限制了胆木大规模推广种植。面对企业对药材原料需求量的增大，野生的胆木木材必然受到严重的破坏，原本有限的胆木资源将急剧减少，而组织培育快速繁殖技术可有效保护和利用这种珍贵的生物资源，这对于胆木资源开发和产业发展具有重要意义，是提高胆木经济效益的有力保证。除上述方法以外，在面临野生资源枯竭、人工种植无法满足市场对胆木药材原料需求的情况下，还可利用胆木悬浮细胞培养技术来工业化生产药用次生代谢产物，为生产药用活性物质打下基础。

（一）种苗培育

1. 种子发芽　乌檀树属珍稀树种，分布狭窄（呈零星状），种群数量少。据海南琼中县当地守山农民观察，多年来很少看到胆木开花结果，即使有果，一棵树上也寥寥无几，加上种子小，无翅，不利于传播，大树底下几乎没有小树苗，仅在相隔较远的山上有个别小苗，用种子自然繁殖难度较大。

如前所述，种子育苗是比较传统的途径，但是胆木难以得到大量规格一致的种苗，如利用人工催芽技术，种子发芽率有望提高。因此，胆木播种育苗工作中最重要的就是胆木种苗的培育，成功培育母苗后再将苗木移植到适宜生长的环境。种子育苗方式详见第四章。

2. 硬枝扦插育苗　扦插育苗是直接将母本植物的枝、芽、茎等生长能力较强的器官进行移栽，移栽过后树苗就直接以器官的形式慢慢生长。与传统的播种育苗法相比，扦插育苗省去了播种、育苗、萌芽和生长的环节，可以缩短植物的生长周期。另外，应用这种繁殖技术移栽的苗木器官具有一定的适应能力，能够适应以往生长过程中周边的环境和温度，在后期更容易存活。扦插育苗还可为快速大量的繁殖生产提供有效的途径，为无性繁殖及推广应用奠定良好的研究基础。

王和飞等[11]对胆木材料不同茎段、不同生根剂种类、不同生根剂浓度及不同基质的育苗效果进行了培养试验考察，获得了再生植株的最佳扦插条件，为胆木种苗硬枝扦插育苗生产提供技术基础。扦插宜在一年春季刚抽芽时，3 月份天气温暖、雨水较多、枝条生长旺盛时进行。场地选择要求：有齐全的遮阴条件，通风、透光性好。扦插之前将基质在阳光下晾晒 5 ~ 7 天，然后装袋压实放进大棚中备用。选取直径 0.5 ~ 1.0 cm 的粗壮、腋芽饱满、无病虫害、一年以上的老枝做插穗，生根率最高可达 67.33%，平均根数最少为 6.5 条，平均长度 6 cm，且植株长势良好。而 0.5 cm 以下茎段和 1 cm 以上茎段的生根率都相对较小，插穗太嫩容易导致其萎蔫死亡，太老又不容易启动根系分化。将茎段为 0.5 ~ 1 cm 的插穗用 800 倍浓度的 "国光生根粉" 溶液进行处理，扦插在砖红壤土中进行生根诱导，上盖 75% 遮光网遮阴，因为海南太阳辐射量大，在晴天应早上淋水，半个月后新芽抽出即可除去遮光网，进行正常管理。不发芽干旱致死的枝条宜及时清除，以免滋生病菌影响其他扦插枝条。4 ~ 5 个月后即可进行田间移栽。

扦插育苗的影响因素分为几种：①生根剂浓度和种类对插穗生根情况有显著影响。浓度对插穗生根率的影响最显著，插穗经浓度为 600 ~ 1000 倍的生根剂溶液处理后，各项指标均达到较高水平，在 800 倍溶液中是最高的。生根剂种类不同，效果也不同。在IBA、国光生根粉、ABT-1 三种生根剂中，国光生根粉作用最明显，插条生根率最高，生根平均长度最长，但单条插穗最大根数没有明显的差别。②不同基质对插穗生根的影响差异也非常明显。插穗的生根率在砂壤土和砖红壤土基质中的差异不大，分别为 47.33% 和 63.67%，平均根数和平均根长也较高；而在河沙基质中生根率仅为 16.67%，差异十分明显。胆木插穗生根活动需要较高的土壤湿度，砖红壤土黏性大，保水性能好，有利于生根；河沙基质较松散，不容易储水，导致胆木插穗与基质接触性差。

（二）组织培育

木本植物生长周期长，而且于自然界中往往在遗传性上高度杂合。因此，通过组织培育获得各树种的优良品种或纯系，用组织培育技术进行优良树种的快速繁殖、突变诱导、细胞融合，以及进行细胞工程、染色体工程和基因工程操作所带来的益处颇多。

1. 微型扦插法 胆木组织培育和快速繁殖的第一种方法是黄碧兰等[12]利用乌檀种子无菌萌发产生的带芽茎段为外植体，通过微型扦插法进行快速繁殖组织培育胆木苗，可加快胆木人工种植的速度。

用 0.1% $HgCl_2$ 溶液浸泡胆木果实 8～10min，在超净工作台上用无菌水冲洗果实 5～6 次，然后用无菌滤纸吸干表面水分。切去果皮，挑出种子，接种于培养基 1 上。培养 2 周后，种子开始萌发，再过 2 周长成 3～4 cm 的无根苗。取无根苗的带叶茎段接种于培养基 2 上，半个月后长出腋芽，芽可伸长 2～3 个节段。平均 20 天继代培养一次。增殖倍数平均达到 5 倍。不定芽在继代培养基中长势良好，苗健壮，叶色正常。将长至 3～5 cm 的芽单个切下，转入培养基 3 中培养，2 周左右在芽基部有白色根突出，之后根陆续长出，20 天后生根率达 85% 左右，根系健壮，培养约 30 天，小苗长至 6～8 cm 即可移栽。打开生根良好的瓶苗的瓶盖，室内炼苗 3 天左右，取出小苗，洗去残留琼脂后，移栽到混合基质（椰糠：土 =2：1）中。保持湿度 85%～90%，适当遮阴，1 个月后小苗成活率为 90% 左右。培养条件：培养基 1，种子萌发培养基为 MS；培养基 2，增殖培养基，MS+6-BA 5.0 mg/L+NAA 0.1；培养基 3，生根培养基，MS+NAA 0.5。培养基均加 3% 蔗糖和 0.6% 琼脂，pH 5.8。培养温度为（25±2）℃，光照强度为 1600～2200 lx，光照时间每天为 12 h。

2. 丛生芽增殖法 王和飞等[13]采用无菌实生苗的带芽茎段作为外植体，实现丛生芽增殖，并用于胆木的离体快速繁殖。由于含有较多内生菌，以野生胆木茎段、叶片、叶柄作为外植体，无法建立无菌培养，因此采用胆木无菌实生苗作为外植体来源，不仅具有取材方便、操作简单等优点，还可避免野生外植体消毒困难，用无菌实生苗更易操作。

野外采收未熟透的果实，阴凉处使其自然成熟、果肉充分软化后在有水的盆中捣烂，反复搓洗，使细小的种子掉入水中，然后用分样筛小心去除杂质，最后用细眼筛将水滤掉，收集种子，阴干，低温贮藏备用。在超净工作台上将种子用无菌水浸泡 10 min，去除相关杂质后，用 70% 的乙醇消毒 10 s，用无菌水冲洗 2～3 次，再用 2% 次氯酸钙溶液消毒 8～10 min，用无菌水冲洗 4～5 次。消毒种子先萌发成无菌实生苗后，以无菌实生苗各部分为外植体进行接种培养。在超净工作台上将无菌苗茎段、主根系切成 1.5 cm 左右的小段，叶片则切成 1.5 cm×1.0 cm 的小块接种到丛生芽诱导培养基［（1/4～1）WPM+0.5 mg/L 2, 4-D］上；于（25±2）℃下进行 0～10 天的暗培养后，再于温度（25±2）℃、光照强度为 2000～3000 lx、光照时间每天为 12 h 的条件下培养。丛生芽继代增殖培养 1～3 代后，将芽丛上苗高 2～2.5 cm 的单苗切下，接种于生根壮苗培养基上培养。将诱导出根系的植株继续在培养基上培养，10～12 周后将生根良好、主根根数多于 8 条、苗高约 6 cm 的苗瓶打开。室内炼苗 2～3 天后取出小苗，洗去残留在根系上的培养基，剪去基部多余的叶子，移栽到混合基质中（木糠：红壤土 =2：1）。在大棚中进行适当遮阴栽培管理，环境湿度保持在 85%～90%。小苗成活率达 80%。

3. 愈伤组织诱导和悬浮细胞培育 组织培育技术的另一种应用是从细胞培养物中提取药用活性物质作为药物生产来源。王和飞等[14]利用胆木种子无菌实生苗的茎段、叶片、叶柄等为外植体进行愈伤组织的诱导及悬浮细胞的培养。另外，王和飞等发现，采用愈伤组织诱导法和悬浮细胞培养法也可以成功进行无性繁殖，为离体快速繁殖在短时间内获得大量基因型一致的优质种苗奠定了基础，为胆木大规模规范化种植提供了保障。

在超净工作台上将无菌实生苗的茎段、主根系切成 1.5 cm 左右的小段，叶片则切成 1.5 cm×1.0 cm 的小块接到相应愈伤组织诱导培养基上。接种后进行暗培养，利用 1/2WPM 添加单独生长素（0.5 mg/L 2, 4-D 或 0.5 ～ 1.0 mg/L IBA），或同时附加生长素和较低浓度的细胞分裂素（1.0 mg/L IBA+0.5 mg/L 6-BA）上均可获得较好的胆木愈伤组织的诱导。在培养条件上，先进行 4 ～ 6 天暗培养，更有利于胆木愈伤组织的形成和后续生长。暗培养对愈伤组织有促进作用。茎段主要是促进芽苗和根系的出现，愈伤组织诱导率很小。

在超净工作台上从形成愈伤组织的培养瓶中挑取质地松、生长旺盛、容易碎裂的浅色愈伤组织放到盛有 50 mL 液体培养基的小三角瓶中，用镊子轻轻捏碎愈伤组织。每瓶接入约 2 g 愈伤组织，置于速度为 100 ～ 120 转 / 分的振荡床上于暗处或弱光下振荡培养。在 1/2WPM+0.5 mg/L 2, 4-D+30 g/L 蔗糖中获得较好增殖。

不同外植体类型对胆木愈伤组织诱导有一定的影响。无论是叶片、茎段还是根系，在上述培养基上都可以很好地诱导出愈伤组织，不过由于组织部位不同，其生理活性不同，在愈伤组织出现的时间、部位和质地上也各有区别。茎段和叶柄出现时间比较早，一般暗培养 4 ～ 5 天茎段在培养基上面的切口出现膨大，产生浅黄绿色的愈伤组织，15 天后愈伤组织增大 8 ～ 15 倍，增殖速度较快，质地较松软，不利于切割成型；叶柄是整个外植体开裂出现的愈伤组织，质地相对较硬，15 天后增大率减小。叶片大约在 15 天时于叶脉处出现膨大，启动时间较茎段和叶柄晚，20 天的时候在叶片背面有明显的愈伤组织。叶片愈伤组织虽然诱导出现时间较晚，但在较短时间内出现的生物量较大，增殖速度最快，几天内整个叶脉上都布满愈伤组织，而且最好的诱导部位是靠近叶柄端的叶片，颜色较浅，愈伤组织质地松、颜色淡黄。根部出现愈伤组织的时间最晚，泛黄褐色，在根系上呈念珠状，增殖率最小，继续培养几乎没有实质性的变化。

在愈伤组织诱导中，诱导时间早晚和愈伤组织生物量与暗培养时间有关：暗培养 4 ～ 6 天，愈伤组织出现的时间较早，4 ～ 5 天就可观察到愈伤组织的出现，且后续长势较好。0 ～ 4 天暗培养的外植体愈伤组织出现时间较晚，在第 9 天左右出现，而且不如暗培养时间长的愈伤组织质地好、增殖率高。由此表明，暗培养对愈伤组织出现并非必需，接种后完全光照培养也能观察到愈伤组织的产生，但经过暗培养可显著提高愈伤组织产生的生物量，并且暗培养时间和愈伤组织增殖系数呈钟形曲线，而一般暗培养超过 1 周后愈伤组织增殖系数就开始呈下降趋势。

根据胆木悬浮细胞培养的观察记录，通过每日对细胞鲜重进行称量，可以发现细胞生长曲线呈"S"形，但其滞后期较长，至少 5 ～ 8 天，即在 8 天前，细胞增重缓慢，这可能是由于细胞对环境的适应需要一个过程，不能很好地吸收营养物质；而在 8 ～ 14 天，曲线表现为直线向上升高，说明此时细胞处于分裂的高峰期，即增生期，这是细胞增殖最旺盛的阶段，细胞分裂象增多。在 14 ～ 17 天，细胞重量保持在较高水平，细胞进入生长平稳期，生物量不再增加；当超过 17 天后，细胞重量逐渐减少，这是由于培养基中养分耗尽或者有害物质的积累，导致细胞分裂停止甚至死亡。

（三）展望

胆木树种适生于海拔 300 m 以下的热带半落叶季雨林中，分布狭窄，种群数量少。整树中都含有黄酮苷、酚类等化学物质，具有清热泻火之功效，可用于治疗外感发热、急性扁桃体炎、咽喉炎、支气管炎、肺炎、肠炎、胃痛等，具有非常广泛的药用开发价值。目前我国已经以胆木作为原料生产出一系列药物如胆木浸膏糖浆、胆木注射液、胆木浸膏片等，在临床上应用于急性咽喉炎、上呼吸道感染等疾病。然而随着胆木的应用发展，企业对胆木原料的需求量也日益增大，不仅野生的胆木木材受到破坏，本就有限的胆木资源也急剧减少。然而根据海南当地农民的守山经验，胆木少开花结果，不仅果实少，且种子小、无翅，不利于传播，大树底下几乎没有小树苗，很难用种子自然繁殖。人工进行种子育苗是比较传统的途径，但胆木植物种子产量低、不利采集且不耐贮藏，萌发率极低（< 2%），发芽时间不集中，难以得到大量规格一致的种苗；而胆木植株也存在增殖率低、繁殖慢、易受环境变化影响等缺点，种种因素导致胆木的大规模推广种植难以进行。在胆木种苗繁殖技术发展过程中，也有许多学者发表了相关的研究，利用人工催芽技术使种子发芽率提高。

面对像胆木这样难以靠种子繁殖且发芽率极低的药用植物，大量获取胆木种苗的技术成为胆木资源储备的一大障碍。发掘获得有效的再生植株的方法能为胆木种苗大量生产提供技术基础，扦插技术在许多植物上都获得了成功，被证明是一种可行的途径 [15]，胆木的扦插培育技术也有一定的发展进步。通过硬枝扦插的方式，利用胆木材料不同茎段，使用不同种类的生根剂、不同浓度的生根剂及不同基质进行生根培养试验，摸索出了合适的培养条件，为胆木种苗大量生产提供了一定的技术保障。但扦插苗受到环境、气候的影响，成活率往往小于 45%，有时甚至出现成批枯萎现象。

继胆木扦插技术之后，研究者发现采用组织培养技术也可大大提高繁殖效率。组织培养育苗工厂化已成为一种新兴产业，采用植株的幼芽部分可培养出数十万株植物种苗，如人参组织细胞培养、黄芪毛状根和红豆杉的大规模培养，铁皮石斛试管育苗繁殖和芦荟组织培养快速育苗等。该技术具有繁殖效率高、生长周期短、节省人力和物力等诸多优点。另外，药用植物组织细胞可在设定的温度、光照、湿度、营养激素等最优化条件下进行培养。因此，该技术可提供大量的优质无病毒种苗和高产细胞株，个体变异小，生产周期短，有利于中药现代化、规模化生产。胆木的组织培养技术有许多成功的实验报道，国内黄碧兰等利用乌檀种子无菌萌发产生的带芽茎段为外植体，通过微型扦插法进行快速繁殖；采用无菌实生苗的带芽茎段作为外植体，实现丛生芽增殖，并能用于胆木的离体快速繁殖。此类种苗生根良好，移栽成活率较高，适用于胆木的种苗快速繁殖和推广种植。

随着胆木在临床的广泛使用，其生长周期长且产量低的缺点使其难以满足人类健康的需求，利用药用植物组织培养技术培养药用植物有效组织部位生产药用活性成分，从而代替原植物可解决上述问题。胆木为大型乔木，生长速度慢，而作为一种具有很好药用价值的植物，组织培养快速繁殖技术可有效地保护和利用胆木资源。利用愈伤组织的诱导和悬浮细胞的培养，从细胞培养物中提取药用活性物质来作为药物生产来源，这为生产药用活性物质打下了技术基础。这样可以在面临野生资源枯竭，人工种植无法满足市场对胆木药用原料需求的情况下，利用现代细胞培养技术诱发细胞由单纯的细胞增殖和营养生长向次生代谢产物的生产转化，为今后利用植物生物反应器方法工业化生产胆木药用成分奠定基础。

第二节　胆木的遗传多样性研究

遗传多样性是生物多样性的重要组成部分，是生命进化和物种分化的重要基础，对于这个概念的理解可分为广义和狭义两种。广义的遗传多样性是指地球上所有储存在生物个体基因中的各种遗传信息的总和；狭义的遗传多样性是指生物种群内显著不同的种群之间及同一种群内不同个体之间的遗传变异总和。因此，通过研究生物的遗传多样性就可以掌握地球上各物种种间及种内群体间遗传结构的动态分布和多态性水平，对物种起源、种源区划、品种鉴定、良种选育、合理开发及利用、濒危药用植物种质资源保护等具有十分重要的指导意义。本节内容主要从形态学水平、分子水平对胆木的遗传多样性研究进行概述，可为胆木种质资源鉴定、野生资源保护和合理开发与利用等工作提供基础资料。

一、胆木的形态学水平多样性

形态学水平标记遗传多样性研究是指通过利用植物的外部特征特性来检测植物遗传变异的一种简便易行又快速的方法，此方法主要是根据表型的差异，如植物的外在株高、株型、花色、花型、叶色、叶型等所表现出来的差异来反映植物内在基因型上的差异。通过表型性状来研究药用植物的遗传多样性，一般符合孟德尔遗传规律的单基因性状或多基因决定的数量性状。早期对药用植物种质资源的分类、鉴定和品种培育的选择通常是依据表型性状。随着分子生物学的发展，人们逐渐认识到表型性状在生长发育阶段易受外界因素的影响，且表现出来的数量极其有限，因此此种方法对植物种质资源更深层次、更细化的研究具有一定的局限性。

胡远艳等[16]研究发现乌檀属植物在我国共有2种，一种为野生植物药乌檀（*N. offi-cinalis*），另一种为栽培植物乌檀（*N. orientalis*），它们主要分布在海南、广东、广西等热带地区，可见乌檀属间生物多样性的研究主要集中于野生乌檀和栽培乌檀之间的比较。王德立等[17]对栽培胆木进行了研究，选取胆木生存基地中株龄2年、3年、4年、5年、6年的胆木树干，并在五指山市水满乡采集1份野生胆木材料；同月，在海南十个乡镇（五指山市南圣镇、番阳镇、水满乡；琼中县红毛镇、和平镇、乌石镇及长征镇；保亭县毛感乡、响水镇及什玲镇）胆木种植基地分别采集生长年限相近的胆木植株10株，并将材料按种植地不同混合后取2 kg，用于胆木质量研究。胆木在海南全省均有分布，以五指山、保亭、琼中、白沙等市县较多，不同地区环境差异明显，且在土质、降雨量、光照强度、大气温湿度方面均有较大差异。

显微结果：皮层较窄，由4～6列类长方形细胞构成，排列紧密，细胞直径14.2～33.5 μm；韧皮部细胞皱缩成不规则形状；形成层成环，木质部发达，由导管、木纤维、木薄壁细胞组成，射线较密，放射状，导管多单个散在，少数成群，直径50～210 μm，射线细胞 1～2 列，长方形，木化，具纹孔，木薄壁细胞为外层的基本组织，内层的纤维群中亦有少数，壁木化，具纹孔，粉末金黄色或淡黄色。导管形状多样，大小不一，长 180～600 μm，宽 40～220 μm，均为具缘纹孔导管；纤维众多，有的两端渐尖，有的一端稍钝，长 560～1240 μm，宽 25～44 μm，壁厚薄不一，纹孔斜向裂隙状，少数细胞孔沟较宽；木薄壁细胞形状多样，有窄长方形、类三角形、纺锤形等；石细胞呈多角形，长 30～50 μm，宽 15～50 μm。

采用《中国药典》中的实验方法 [3] 进行性状描述、显微鉴别、显色反应及薄层鉴别，发现栽培胆木和野生胆木在性状方面无显著差异，且各文献中不同来源的胆木原料，在性状及显微描述方面差异较小。由此可见，在种植时只要选择指定品种，按照常规的种植方式培养，就能生产出在性状方面均符合要求的原料。然而不同来源的胆木原料药用化学成分有明显差别，通过测定胆木中异长春花苷内酰胺的含量比较海南主要分布种植的胆木药材品质，结果发现不同市县种植的胆木品质差异较大，即使是同一市县不同乡镇种植的胆木，品质差异也极显著，以琼中县和平镇胆木品质最好，其异长春花苷内酰胺含量高达 2.455%，见表 3.1。

表 3.1   不同来源的胆木药材中异长春花苷内酰胺含量测定结果

所属辖区	产地	异长春花苷内酰胺含量（$\bar{x} \pm s$，%）
五指山市	南圣镇	1.354±0.052
	水满乡	1.971±0.067
	番阳镇	1.031±0.031
保亭县	毛感乡	2.056±0.033
	什玲镇	2.110±0.043
	响水镇	1.967±0.078
琼中县	乌石镇	1.862±0.020
	长征镇	1.269±0.029
	红毛镇	2.014±0.06
	和平镇	2.455±0.036

二、胆木的分子水平多样性

中草药是中国传统医学的宝库，人参、灵芝、何首乌、枸杞等植物药闻名国内外，是中草药的代表。虽然中草药为中国及世界医药学发展做出了巨大贡献，但是由于其遗传信息如基因组信息的缺乏，导致现代生命科学特别是分子生物学的前沿技术很难应用到中草药的研究中。本草基因组学运用分子水平的基因组学技术可探索中药质量差异的内在原因，因此近年来得到了快速发展。DNA 分子水平标记遗传多样性针对物种的 DNA 分子进行研究，通过对 DNA 的碱基序列进行比较分析，能够更直接地反映植物间的遗传差异，在中草药遗传多样性研究中得到了广泛应用。相对于形态学、细胞学、生化学等方法而言，DNA 分子水平遗传多样性研究具有直接快速、多态性丰富、准确性高、特异性强、信息量大、微量分析、不存在上位性效应，以及不受自身生长发育状况、环境条件等因素的影响等优点。因此，可以说是目前研究生物遗传多样性最理想的方法。多种技术分析手段整合应用于胆木基因研究，为遗传多样性研究、群体遗传结构研究、种间亲缘关系研究等打下了基础。

（一）基因研究技术概述

目前 DNA 分子标记主要有 RFLP、RAPD、SRAP、AFLP、SSR、ISSR 和 ITS 序列分析技术等。

限制性片段长度多态性（restriction fragment length polymorphism，RFLP）标记的等位基因具有共显性的特点，结果稳定可靠、重复性好，是第一代分子标记的代表，特别适用于构建遗传连锁图。在品种鉴定、物种进化、基因定位、亲缘关系研究中，遗传图谱都有一定的应用。相关应用已在多种中药材（如北沙参、柴胡、淫羊藿、石斛、人参等）的品种鉴定、遗传图谱及其不同居群间亲缘关系研究方面有所报道。

随机扩增多态性 DNA（random amplified polymorphism DNA，RAPD）标记方法简便、检测速度快，模板 DNA 用量少，无种属特异性和基因组结构，引物无特异性，成本较低，但 RAPD 通常是标记显性基因，无法对杂合基因型和纯合基因型进行鉴别。RAPD 常应用于药用植物种内水平的亲缘关系研究，也可用于种间及近缘属间亲缘关系和品种的鉴定。

相关序列扩增多态性（sequence related amplified polymorphism，SRAP）标记技术是基于 PCR 反应的标记技术，其不需要像 RFLP 标记那样对 DNA 纯度及浓度的要求较高，这样就降低了对试剂质量、仪器设备的要求，同时也减少了对实验操作人员身体的伤害。多数 SRAP 标记在基因组中的分布是均匀的，比 RAPD 标记稳定且多态性强，且比 AFLP、RAPD、SSR 等其他方法更能反映表型的多样性及进化历史，是近几年较受欢迎的分子标记技术。其被成功应用于丹参、怀地黄、黄芪、青葙子、半夏等的 DNA 指纹图谱、品种鉴定、遗传多样性分析、分子标记辅助育种和质量综合评价等方面，也将逐步应用于濒危物种的遗传多样性研究。

扩增片段长度多态性（amplified fragment length polymorphism，AFLP）指纹技术是在 RAPD 和 RFLP 技术基础上建立和发展起来的，兼具 RAPD 与 RFLP 的优点，既可靠又灵敏。AFLP 分析稳定性高、重复性好，不受环境、季节、时间的限制，遗传性稳定，易操作且样品适应性广，聚类敏感，定位专一，可用于高良姜、人参、西洋参、石斛及天麻等的指纹图谱分析。

简单重复序列区间多态性（inter-simple sequence repeat，ISSR）标记操作简单、快速、高效，不需要烦琐地进行基因文库构建、杂交和放射性核素标记，引物设计非常容易，DNA 用量较少，专一性强，但其标记呈孟德尔式遗传，即显性遗传标记不能区分显性纯合基因型和杂合基因型，因此在解决交配系统、计算杂合度和父系分析等问题上效果不佳。ISSR 在植物品种鉴定、遗传作图、基因定位、遗传多样性、进化及系统发育等方面被广泛应用。然而未见有利用以上技术研究胆木遗传多样性的文献报道。

（二）胆木基因研究

对传统南药胆木的基因组大小、杂合度调查及简单重复序列分子标记分析，为胆木的道地性形成和资源保护及品种选育提供了遗传信息。

1. 胆木 DNA 提取　胆木 DNA 提取方法的初步确定可为胆木的分子生药研究奠定基础，刘侠等选取 PVP、β- 巯基乙醇、NaCl、CTAB（十六烷基三甲基溴化胺）、EDTA（乙二胺四乙酸）作为实验的影响因素，并选取乙酸钠作为单因素进行实验，将实验结果输入响应面法软件进行计算，通过改良与优化，得出提取胆木 DNA 效果最佳的实验方案。

近代研究发现，植物基因组 DNA 的提取相比其他生物基因组 DNA 的提取要困难许多，主要是因为植物中含有的多糖、蛋白质、多酚等次生代谢产物的存在，从而影响了植物 DNA 的提取效果。CTAB 法是中药材基因组 DNA 常用提取方法之一，能够有效去除植物材料中的干扰物质。不同植物所含成分不同，因此采用 CTAB 进行基因组 DNA 的提取也存在差异性。研究表明，改良 CTAB 法与传统 CTAB 法相比更简便快捷，可实现大批量的不同样本基因组 DNA 的同时提取，其提供了一种简便、快捷、有效和实用的微量提取 DNA 方法，可满足现阶段以 PCR 为基础的分子生物学研究。目前 CTAB 法的相关研究发现，对于植物 DNA 提取，使用 β- 巯基乙醇和 PVP 可防止多酚氧化褐变，β- 巯基乙醇作为一种强还原剂，能够避免植物 DNA 受醌类物质、二硫化物、多酚氧化酶等物质的氧化；PVP 可与酚类物质结合，形成络合物，有效地抑制酚类物质的氧化，同时还可以降低酚类物质含量，起到纯化作用。加入 NaCl 对于多糖等杂质的去除具有较好的作用。

响应面法是目前广泛应用于条件优化实验中的一种实验设计方法。在中药学研究中较常用于中药材提取、有效物质含量提取。应用响应面法可以在一定数量的实验中得出较优实验组合，减少实验分组。胆木 DNA 提取过程中存在较多的影响因素，因此若要在有限时间内确定最佳的提取方案，应用响应面法是比较合适的。

实验结果发现，β- 巯基乙醇和 NaCl 这两个因素对本实验结果具有显著影响，并发现胆木基因组 DNA 最佳提取条件为 5% PVP、3.25% β- 巯基乙醇、4.24% NaCl、2% CTAB、3% EDTA[18]。其余因素影响较小，因 PVP 对于胆木 DNA 的提取影响不显著，可推测胆木中所含酚类物质较少；由于 NaCl 主要是消除样本中多糖的干扰，NaCl 的浓度对实验结果影响显著，提示胆木中可能含有较多的多糖类化合物。单因素实验结果发现，乙酸钠的适当加入有助于胆木基因组 DNA 的提取，其含量有较为明显的提高，条带清晰，杂质较少，过量的乙酸钠则使胆木基因组 DNA 的提取量有所下降；并确定了提取过程加入 720 μL 冷藏的 75% 乙醇溶液及 90 μL 乙酸钠溶液洗脱胆木基因组 DNA 的提取物含量较高。

2. 胆木基因组分析　本草基因组分析是利用基因组学的方法和手段研究传统中草药的遗传信息及调控机制，从基因组水平阐明中药的作用机制及分子育种等的新兴学科。本草基因组学主要涉及中草药的基因组、转录组、蛋白质组、代谢组等理论与技术。目前，已有灵芝、丹参、铁皮石斛等重要中草药的基因组被解析。利用本草基因组学的研究手段评价胆木的基因组大小及复杂程度有助于后续胆木全基因组的测序策略。基于基因组调研开发的分子标记即简单重复序列具有高度的多态性，有助于作为分子标记应用于遗传图谱及种质资源鉴定的研究。与前文概述的分子标记分析方法有不同的优缺点，以下详述以便了解并将两者进行比较。

（1）简单重复序列基本原理、特点及应用：简单重复序列（single sequence repeats，SSR）又称微卫星 DNA，指以少数几个核苷酸（一般为 1 ~ 6 个）为单位多次串联重复的 DNA 序列，由 Skinner 于 1974 年研究寄居蟹的卫星 DNA 时发现。微卫星广泛均匀地分布在基因组上，其重复数和重复单位序列都是可变的，故多态信息含量大。微卫星两侧区域的 DNA 序列较为保守和专一，且重复基因数变化不一，可与两侧保守的 DNA 序列以互补的方式设计特定的寡核苷酸引物进行 PCR 扩增，扩增产物可用电泳进行分离。

1）SSR 的基本特点：该标记具有稳定性好、位置确定、所需 DNA 用量少、一次性可检测到的基因座位数达几十个等优点。另外，该标记多态性同连锁群或染色体具有对应关系，有助于图谱的连锁群或染色体的归并和不同连锁群的整合，并能有效准确区分大量的等位基因，因而可以区分同一物种不同基因型，甚至亲缘关系非常近的材料。但缺点是获得基因组 SSR 分子标记一般都需建立和筛选基因组文库、克隆、测序等一系列操作，因此更消耗人力、物力，成本较高，这限制了 SSR 分子标记的应用。

2）SSR 分子标记的应用：SSR 标记已在中草药（如广西莪术、丹参、青天葵、麻黄、三七等）的遗传多样性研究、亲缘关系、物种鉴定与分类研究、功能基因研究、遗传作图等方面获得广泛应用。

（2）胆木的 SSR 分子标记分析：高通量二代测序技术的发展使研究者能够分析其所关注中草药的基因组信息，是目前基因组评估的重要手段。目前，针对二代测序的结果，主要采用 K-mer 分析的方法对基因组进行预估，并能获取如物种杂合率、GC 含量、重复序列比例等相关信息。基于基因组调研开发的 SSR 具有高水平的多态性，是遗传研究中可靠的分子标记。张璟璇等[19]采用二代测序，利用生物信息学的方法，首次对传统南药胆木的基因组大小、杂合度及 SSR 进行了分析。

张璟璇等[19]采用 CTAB 法提取胆木基因组 DNA。采用高通量测序技术，基于 K-mer 分析研究胆木基因组的大小及杂合度，利用 MISA 方法分析可能的 SSR 分子标记。

选取胆木的幼嫩叶片，采用 CTAB 法提取其基因组 DNA，基于前述 DNA 提取方法的基础研究，能够提取出质量良好的胆木 DNA。采用高通量测序技术测序获得原始数据后，利用 Fast QC 过滤去除低质量数据，从单碱基质量分布图、碱基含量分布图、GC 含量分布图、测序碱基质量分布图分析测序的质量，结果表明测序质量很好，GC 含量的分布正常。数据过滤后，获得 59.19 Gb 的高质量数据，用于进一步的拼接和 K-mer 分析。使用百迈克自主研发的软件"kmer_freq_stat"进行 59.19 Gb 数据的 21-mer 分析：横坐标表示 21-mer 深度，纵坐标表示出现的频率。具体原理：对一个基因组大小（长度）为 G 的物种测序，共测了 H 层数据量的 reads（读长）。如果测序的数据量足够大，使得 reads 尽量均匀地覆盖整个基因组。理想情况下，可以把这些 reads 看成 H 个大小为 G 的基因组，然后当这些 H 层的 reads 转化为 K-mer 时，就可以看作这 H 个基因组转化成 K-mer，设最后共得到 M 个 K-mer。一个序列的长度与其 K-mer 数和 K-mer 序列长度之间的关系如下：K-mer 数 = 序列长度 $-K+1$，因此一个基因组的 K-mer 数 $=G-K+1$，最后得到一个总式：$H\times(G-K+1)=M$。那么 $G=M/H+K-1\approx M/H$（H 看作 K-mer 的平均深度）。用上述公式估计出胆木基因组大小为 788.38 Mb，杂合度为 0.28%，重复序列比例为 50.56%。结果表明胆木基因组简单，杂合度较小。胆木基因组 SSR 分析采用微卫星识别工具 MISA 在所有序列中搜索 SSR 位点，共搜索到 237 398 个 SSR；在所有具有 SSR 的序列中，44 374 条序列包含 1 个以上 SSR；以复合形式存在的 SSR 数量为 33 579 个。分别对不同类型的

SSR 模体进行统计，单核苷酸重复模体、二核苷酸重复模体、三核苷酸重复模体、四核苷酸重复模体、五核苷酸重复模体和六核苷酸重复模体分别有 102 314 个、56 118 个、22 099 个、11 877 个、2868 个和 4070 个。其分别占总重复模体数的 60.30%、29.30%、7.27%、2.49%、0.30% 和 0.34%。随后，进一步对每一种 SSR 重复模体按照序列组成进行细分，单核苷酸、二核苷酸和三核苷酸重复模体中 A/T、AC/GT 和 AAT/ATT 的含量最高。

实验结果：胆木基因组大小为 788.38 Mb，杂合度为 0.28%，重复序列比例为 50.56%。结果表明胆木属于基因组简单、杂合度重复序列较小的物种。建议后续采用二代和三代（Illumina 和 PacBio）测序技术相结合，并利用 Hi-C 技术定位染色体信息进行胆木的全基因组测序研究，从而获得高质量的全基因组图谱。研究开发出的一系列 SSR 中，单核苷酸、二核苷酸和三核苷酸重复模体占主导地位，这些 SSR 分子标记的进一步开发有助于胆木的物种进化、遗传多样性、种质资源鉴定等方面的研究，从而阐明胆木作为传统南药，其中药道地性形成和维持的遗传机制，并为道地药材的资源保护、品种选育提供遗传信息。

参 考 文 献

[1] 吴孟华，李楠欣，张英，等. 胆木入药的渊源考证 [J]. 中药材，2019，42（11）：2709-2714.

[2] 张志远，林秋梅，赖潜，等. 海南黎药胆木引种栽培技术研究 [J]. 山西中医学报，2010，11（5）：68-71.

[3] 中华人民共和国卫生部药典委员会. 中华人民共和国药典 [S]. 北京：人民卫生出版社，1978：424.

[4] 中国科学院中国植物志编委会. 中国植物志 [M]. 北京：科学出版社，2006.

[5] 柯泽涛，李锦云，张鹏，等. 胆木 GAP 种植的环境评价 [J]. 湖北农业科学，2020，59（11）：43-46.

[6] 张志远，林秋梅，赖潜，等. 海南黎药胆木引种栽培技术研究 [J]. 山西中医学院学报，2010，11（5）：69-71.

[7] 魏爱华，康帅. 胆木与其混淆品的生药学鉴别研究 [J]. 药物分析杂志，2012，32（8）：1482-1485.

[8] 杨卫丽，刘明生，毛彩霓，等. 胆木的生药学研究 [J]. 中药材，2008，31（9）：1324，1325.

[9] 林书进，曾祥全，黄世关. 胆木种子育苗技术 [J]. 热带林业，2006，34（2）：43，44.

[10] 陈健妙. 珍稀野生植物乌檀的开发利用 [J]. 中国野生植物资源，2003，22（4）：38，39.

[11] 王和飞，陈道运，王雪. 胆木硬枝扦插育苗研究 [J]. 天津农业科学，2011，17（4）：57-60.

[12] 黄碧兰，徐立，李志英，等. 乌檀的组织培养 [J]. 植物生理学通讯，2008，44（3）：515.

[13] 王和飞，张燕，林应邀，等. 胆木组织培养与快速繁殖技术研究 [J]. 热带作物学报，2011，32（10）：1878-1882.

[14] 王和飞，梁柳，张燕，等. 胆木愈伤组织与悬浮细胞培养研究 [J]. 热带农业科学，2011，31（6）：53-57.

[15] 张明丽，李青. 木本观赏植物组织培养及植株再生的研究进展 [J]. 河北林业科技，2004，（2）：23-26.

[16] 胡远艳，田建平. 乌檀属植物的研究进展 [J]. 海南大学学报（自然科学版），2007，25（2）：206-209.

[17] 王德立，冯锦东，赖潜. 栽培胆木的品质评价研究 [J]. 海南师范大学学报（自然科学版），2016，29（3）：268-273.

[18] 刘侠，应泽茜，张芳，等. 响应面法优化胆木基因组 DNA 的提取方法 [J]. 基因组学与应用生物学，2019，38（2）：729-736.

[19] 张璟璇，涂梦薇，薛桀，等. 南药胆木的基因组调查及 SSR 分子标记分析 [J]. 分子植物育种，2019，17（23）：7829-7833.

第四章 胆木的种植技术研究

一、胆木自然资源分布及栽培种植技术研究

胆木为速生、高产的母本药用植物，其野生林及自然群落主要分布于热带地区，生长在海拔 200～1300 m 的山顶或半山腰潮湿荫蔽地带，在我国海南、广东和广西等省份的深山中均有野生分布，而人工种植的胆木主要分布于海南省保亭、琼中、儋州、琼海和五指山等市县[1]。

胆木是重要的黎族药用植物，但由于砍伐不断加剧，加上胆木植株需要生长多年方可入药，胆木种群更新较慢，野生胆木逐渐枯竭。科研人员自 2002 年开始进行胆木野生种子采集和枝条育苗，经过 6 年的野生引种栽培技术研究，成功将其引种在五指山地区，并表现出较强的适应性和良好的抗逆性。目前生产胆木注射液的原料主要来源于人工栽培胆木。据不完全统计，海南地区胆木种植面积上万亩，种植年限为 1～6 年。同时，这些种植地区环境差异显著，如土质、降雨量、光照强度和大气温湿度等因素的差异。为有效保护和利用胆木药用植物资源，同时保证人工种植胆木和野生胆木在药材性状和品质方面的一致性，规范胆木的栽培管理，科研院所的研究人员和海南医药企业联合海南省多个市县农户以《中药材生产质量管理规范》（GAP）为指导原则，开展了胆木规范化种植，并制定胆木标准操作规程，同时科研人员对胆木药材的指纹图谱进行了研究，从而为胆木质量标准的制定提供了重要参考。

二、胆木人工种植的适宜区域

（一）气候条件

胆木适宜生长于温度为 20～25℃（最低气温 3℃，最高气温 39℃），年降水量为 2200～2300 mm 的地区。例如，引种的五指山地区，年平均气温 22℃，年平均降雨量为 1690 mm，年平均相对湿度为 84%。

（二）土壤环境

海南地区的胆木自然分布于海拔 300～800 m 的热带半落叶季雨林中，比较耐阴，喜欢疏松、湿润、肥沃的土壤条件，在红壤、砖红壤、赤红壤、沙地黄壤和红色石灰土上均能生长。例如，坡度 25° 以内的低山、丘陵地，土壤肥力中等并呈微酸性的黄壤或砖红壤土均适宜引种胆木。

三、胆木育苗技术

（一）种子育苗

胆木人工种植的一个关键问题就是胆木种苗的提供，种子育苗作为一种传统种植途径，其应用广泛，种子采集应选择植株健壮、树冠丰满、生长旺盛、抗病虫害能力强、丰产优质的中龄实生株系作为采种母株，采收时期为 11 月中下旬至次年 1 月，当胆木圆球形果实由青色变为黄褐色、果肉变软时采收。

将采收的果实置于阴凉处储存，待其自然成熟，果肉充分软化后，将果实放置在盛有水的器皿中捣烂，反复搓洗，使得细小的种子沉入水中，然后用分样筛去除杂质，再用细眼筛（或米粉筛）过滤去除水分，阴干得到种子，优质种子千粒重约为 0.045 g，每千克种子约有 2000 万粒。

育苗地应选择向阳、背风的位置，采用苗床进行播种，土壤应选择疏松、湿润、肥沃的红壤、砖红壤、赤红壤、沙地黄壤和红色石灰土。为降低病虫害的发生率，提高出苗率和苗木质量，育苗地不宜重茬。

营养土的配制一般选用表土＋火烧土＋腐熟的农家肥 +3% 过磷酸钙混合后堆沤 1 周，再用 3% 甲醛溶液烧透土壤消毒一次，将消毒后的土壤用薄膜覆盖闷蒸 5 天左右装袋。对于酸度相对较强的土壤，可适当加入少量的石灰进行中和。培育胆木苗用的营养袋规格一般应为 11 cm×17 cm。分床苗的移苗床整地要均匀、细致，床宽度一般为 1 m，高度为 15 cm，长度可根据移苗量进行调整，一般为 10 m。

播种育苗过程中，催芽胆木种子尽量要随采随播，鲜种则不需要进行浸泡处理，对于阴干冷藏后的种子，播种前应用 35℃ 的温水浸泡 24 h，并除去漂浮的干瘪种子，将筛选的下沉种子晾干后在苗床上播撒。为了保证播种均匀，可将种子与细土进行混合播撒，播种后再用细眼筛筛盖一层薄土，盖土厚度以没过种子 1～2 mm 为宜。此外，除了苗床播种外，也可用塑胶盆装细土，播种后置于室内或阳台上进行管理，这样更有助于种子发芽。

胆木种子细小，且播种后盖土较薄，因此应采用喷雾器进行喷淋灌溉，每天根据苗床湿度情况确定喷淋量与喷水次数，一般以经常保持苗床土壤湿润为宜。光照较强时，可采用遮光度为 75% 的遮光网进行遮阴；阴雨天应注意防止水分过多而引起种子霉烂；胆木种子发芽适宜温度为 22～25℃，当气温低于 15℃ 时，应设置薄膜棚进行保温，注意定期观察苗床，适当放药，防止种子感染病菌或被虫蚁啃食。

待胆木幼苗齐苗后进行第 1 次间苗，间苗宜早，保证均匀，以不挤苗为度；待幼苗长出第 1 片真叶时进行第 2 次间苗，去小留大，去弱留壮，保证幼苗间互不搭叶；在三叶期进行第 3 次定苗，保持苗间距 7 cm 左右。待苗高 10 cm 以上时进行中耕除草，深度为 5 cm 左右，6 月至 8 月每月进行一次，深度为 10 cm 左右。操作时应保证将杂草清除干净，同时避免伤及幼苗。

在幼苗出土过程中，如遇干旱天气应适当浇灌一次；6 月至 8 月如遇干旱天气应每月浇灌一次；每次每 667 m² 需浇水 35 m³ 左右。每次灌溉后应盖土保墒。如遇高温强光天气，则需用遮光网遮阴以防止强光灼伤幼苗。在 6 月至 7 月追肥 2 次，第 1 次结合中耕每

667 m² 施尿素 4 kg，第 2 次每 667 m² 需施磷酸二铵化肥 7.5 kg，开沟撒入土中进行灌溉浇水。

翌年 2 月中旬左右春梢萌发前进行苗木出圃，苗木出圃前如遇干旱天气则需对苗圃地进行一次起苗水灌溉，防止起苗时断根伤根，保证苗木出土带有完整根系，提高苗木质量。

胆木的苗木高度、地径、生长年限及侧根数决定了胆木种苗的质量，因此根据苗木的高度、粗度、根系多少和芽的饱满程度可以将苗木分为两个等级（表 4.1）。

表 4.1　胆木实生苗分级标准

级别	苗高（m）	地径（cm）	根系状况		
			直径（mm）	长度（cm）	侧根数目（条）
一级苗	≥1.0	≥1.5	≥4.0	≥20.0	≥6
二级苗	≥0.8	≥1.0	≥2.0	≥15.0	≥6

出苗后，将苗木每 50 棵捆为一捆，根系蘸泥浆，并用湿麻袋包住根部，以防止根系失水；运输过程中可用湿稻草作为填充物，外挂标签，标明苗木品种、规格、数量、出圃日期和产地等信息。

（二）扦插育苗

由于胆木植物种子产量低、产量小，不利于采集，同时种子不耐贮藏，自然状态下种子的结实率和萌发率较低（＜2%），并且胆木种子发芽时间不集中，难以得到大量规格一致的种苗，因此可采用扦插育苗的方式进行育苗。

首先选择健壮的种子苗进行母苗培育，在整理好的田畦上，将种子苗按照株距 25 cm×25 cm 进行种植，移栽后浇定根水一次，以保证苗床湿润，排水畅通。母苗定植 30 天后，大部分都长出 8～10 对真叶，此时在 6 对真叶与 7 对真叶之间或 8 对真叶与 9 对真叶之间修剪打顶蓄芽，母株打顶后 3～5 天即发侧芽，根据实际情况，每棵母株保留 2～3 株健壮的侧芽，10～15 天后侧芽即可生长到 2～4 对真叶，此时即可剪取侧芽作为插穗。

其次搭建遮光度为 50% 的育苗大棚进行扦插育苗，需保证大棚四面通风，排水良好；大棚内整地成畦，保证排水畅通。选择 8 cm×12 cm 的营养袋，袋内装入 70% 的消毒黄土，30% 腐熟农家肥的堆土，然后成行摆放到畦上。采集母苗上插穗，插穗剪成 10～15 cm，具有 2～3 对叶（节），上剪口平剪，下剪口离叶 0.2 cm 处斜剪，并去除下半段的叶片，保留 1～2 对叶。扦插时，将插条基部在生根粉溶液中浸泡 3～5 s，插到营养袋中。研究结果表明，将胆木茎段为 0.5～1.0 cm 的插穗在国光生根粉的 800 倍浓度溶液中处理，扦插在砖红壤土中进行生根诱导效果较为理想，生根率高达 67.3%。

然后盖上地膜保温保湿，保证地膜顶部与畦面高度为 1.2 m 左右。苗床地膜小温室根据天气温湿度变化，在苗生根前每天气雾式喷淋 1～6 次，以叶面及营养袋内的营养土湿润为度，1 个月内每周喷洒灭菌剂一次，防治嫩苗根部腐烂。保证苗床地膜小温室内月均温度在 24～34℃、相对湿度为 50%～67% 时，扦插苗于第 7 天开始生根，15 天左右齐根，

1个月后揭去地膜，保持大棚内 50% 的遮阴度；苗床地膜揭去 10 天后，揭去大棚顶部遮光网，将种苗晾晒 30 天，从扦插开始到 71 天，种苗长到 7 对真叶 20 cm 以上时可出圃移栽。

需要注意的是，相比于露地栽培方式，采用地膜覆盖栽培有利于增加产量和经济效益，而采用地膜覆盖＋遮光网栽培，由于生产成本增加，其经济效益稍差。

（三）快速繁殖技术育苗

采用胆木无菌实生苗作为外植体来源，不仅具有取材方便、操作简便等优势，还可避免野生胆木外植体的消毒、易褐化等困难，容易建立无菌培养。利用胆木种子建立无菌培养体系增殖是进行组织培养和快速繁殖的一种有效途径。胆木植物组织培养中应多使用低盐培养基，主要是由于低盐的培养基有利于激素释放，可保持植株健康生长。需要注意的是，采用无菌实生苗外植体进行组织培养产生的苗木，其遗传性与母株可能不一致[2]。

四、胆木苗木移植

选择背风向阳、有溪流、排灌方便、肥沃、疏松、微酸性或中性的壤土或沙质壤土进行移植，坡度 10°～25°，保证土壤无重金属污染，远离工厂、矿山、公路和铁路主干道等[3]。

整片栽植于冬季进行深翻，使得土壤充分风化；规划设计园内小区（每 667～1334 m^2 为一小区）、道路和排灌水系统。

2 月中旬，在胆木春梢萌发前进行穴栽，挖穴时需要注意将表土和心土分开堆放，并将定植穴挖成近方形，保持株行距为 4 m×4 m 或 3 m×3.5 m，种植密度为每 667 m^2 种植 30～50 株或 64 株。胆木苗期叶片较大，种植时可将苗木叶片剪去一半，减少苗木水分蒸发，从而提高种植成活率。栽穴稍大，穴底填入少量落叶，蓄水保墒，增加腐殖质，并将每穴挖出的土与 10 kg 左右腐熟的农家肥混匀，也可放入 10 kg 左右杂草绿肥，再施有机肥 10 kg、磷肥 0.2 kg（与土混匀），进行覆土。覆土一半时轻轻上提苗木，使根系伸展，再覆土至与原出圃的颈部齐平，轻轻踩实，立即灌溉浇水，浇足浇透，水全部渗下后封土，整个苗木 1 周内呈浅漏斗状，周围高于中央，保证能蓄雨水，同时便于浇灌[4]。需要注意的是胆木种苗移植过程中，应选择健壮、无病害、茎鲜绿色且粗壮、叶片浓绿的苗，采挖时应将连带的新芽挖出来，切勿伤断根[5]。

五、田间管理

当年进行育苗应加强抚育管理，保证全苗，种植后的幼苗应保持其根圈土壤潮湿，促进成活，勤除草；每年中耕除杂草 4 次，保证幼苗根圈无杂草，除草后可将草晒干，然后埋入地里，腐烂后可以作为基肥。秋末至冬季前进行根圈松土培土，使苗木生根快、生长旺，并减少病虫害。幼苗种植后生长出 2～3 对叶时开始施肥，以有机肥为主，配合化肥。

化肥可在生长季节的 4～9 月土壤温润时撒施或开沟施并覆土。有机肥与磷肥混合在一起开沟施肥,施肥沟可挖成长×宽×深为 100 cm×30 cm×30 cm 大小,宜在 12 月或次年 1～2 月进行。幼龄期每株每次施有机肥 5～10 kg,或尿素 25～50 g,以后随树龄的增长逐渐增加施肥量。采用环状施肥法时,每年追肥 2 次,每株施堆肥或农家肥约 2 kg,胆木专用肥 0.5 kg。

由于海南五指山等市县属于热带地区,年降雨量充沛,一般不需要灌溉。每年 12 月到次年 3 月的干旱季节,雨量不足时,可考虑灌溉 1～2 次。每年 3 月上旬每株灌溉 0.2 m³;4～7 月为胆木植株生长高峰期,大田土壤 25 cm 以上土层含水量低于 15% 时应及时灌溉,每株浇灌 0.2 m³;8～9 月,土壤 25 cm 以上土层含水量低于 18% 时应及时灌溉,每株浇灌 0.15 m³;11 月上旬,灌溉冬水,每株灌溉 0.2 m³。要求单株树盘位置穴灌,保证不漏灌。7～8 月积水超过 24 h 时,每 10 m 宽处挖一条排水沟,进行明沟排水。

每年进行一次修剪,剪除下垂枝、过密的纤弱枝、枯枝、病虫枝和多余的枝芽,以促使树干通直粗壮,改善通风透光,减少病虫害的发生,促进植株生长。对于地上部分不能再抽生新枝的主枝或主干,可逐年锯除,培养基部的萌蘖使得其生长出新的植株。

每年 3 月、5 月和 8 月中旬各进行一次中耕除草,树盘下从内向外、由浅到深 10～15 cm,要求中耕均匀,不漏耕,不伤树茎。对于种植于 15° 以上坡度的坡地,11 月中旬进行垒蔸培土,以树干为中心,在树冠外缘垂直方向,用石块堆砌起一个圆形的蔸,蔸与树干基部水平,向蔸内填土,培土稍高于蔸边缘。休眠期,结合培土,及时修补残破的蔸,保证蔸内的培土踏实、无大孔隙,蔸稳固、坚实、不倒塌。

胆木幼苗定植后,由于其树体较小,行间空地较多,为了提高土地使用率和经济收入,可以在行间种植矮生短期中药,如益智等,通过间作其他中药还能抑制杂草生长,改善土壤温度、水分状况,有助于胆木的生长[6]。

六、胆木生长情况观察

胆木种植前 3 年平均每年长高 0.76 m,离地 1.0 m 处茎粗生长 4.3 cm。第 3 年开始生长加快,5 年生植株平均每年长高 1.33 m,离地 1.0 m 处茎粗生长 7.1 cm。总生长量胸径平均最大的植株达 35.1 cm,最小的为 23.4 cm。砍伐后萌芽生长能力强,每株可萌芽 3～5 条枝,且生长快速。研究结果表明,胆木具有较强的适应性和抗逆性,在山地、丘陵地和路旁均能正常生长。胆木生长习性耐阴,在荫蔽处能生长,但生长纤弱,分枝少;当有充足光照时,植株生长健壮,分枝多,胆木在砖红壤、红壤和黄壤等条件下均能生长,但是在砖红壤中长势最佳。研究结果表明,胆木树干和小枝异长春花苷内酰胺含量随树龄的增长而增加,其中 5 年生树干和小枝含量最高,分别达 1.11% 和 0.91%。五指山市种植 4 年的胆木,其茎干中异长春花苷内酰胺含量达 1.69%,符合海南省地方标准（1%）,即满足采收要求。此外,不同产地胆木中异长春花苷内酰胺的含量也有所不同,其中琼中县和平镇所产含量最高,达 2.45%;其次是保亭县什玲镇和毛感乡,分别为 2.11% 和 2.06%[7]。综合考虑生物量和主要药理活性成分的含量,4 年及以上树龄均可采收,4～5 年综合效益最高。

七、病虫害防治

胆木在生长旺盛、枝繁叶茂、林相整齐时，病害较少，其病害主要为炭疽病和褐斑病。

（一）病害

炭疽病主要危害胆木叶片和嫩梢，发病时期多为 7～9 月高温高湿季节，可通过炭疽灵或甲基托布津药液 1：800 喷雾防治，每 7 天喷洒一次，连续喷 2～3 次，防治效果较好。褐斑病危害幼树叶片，常发生于 4～5 月或 10～11 月，初期叶面出现黄褐色病斑，随后不断扩大，病斑内出现许多小黑点，最终导致全叶枯黄脱落。发现病叶应立即摘除，集中焚烧；发病初期每 7～10 天喷洒一次 1：100 的波尔多液，连续喷洒 2～3 次即可。

（二）虫害

胆木植株易遭受的虫害包括橘粉蚧、蚜虫及卷叶虫。其中橘粉蚧（*Pseudococcus citri*）作为同翅目粉蚧科昆虫，其成虫或若虫主要吸食嫩茎枝叶的汁液，受害率 26%，虫害时期主要集中于 5～7 月，可采取化学防治方法：乐果（1：1000）+ 灭百可（1：1000）液喷雾，效果较好；而蚜虫及卷叶虫主要危害胆木嫩梢和嫩叶，影响苗木正常生长，虫害时期也集中于 5～7 月，可采取化学防治方法：75% 辛硫磷（1：2000）液喷洒防治，每 7 天喷洒一次，连续喷 2 次，防治效果较好。

八、采收与加工

胆木栽培 5 年后，可以砍伐树木，全年均可采。宜选择晴天砍伐树木，再截成段，劈成片状或块状，及时阴干，防止霉变。

九、包装运输、贮藏及生产档案管理

胆木包装规格按照传统习惯或客户要求规范执行，包装材料应洁净、干燥、无污染，同时符合国家有关卫生要求。每件包装物上应注明品名、产地、规格、等级、净重、毛重、生产日期或批号、生产者或生产单位、执行标准、包装日期，并附质量检验合格证等。

胆木运输过程中，不得与农药、化肥等有毒有害的物品或易串味的物品混装。承装容器应具有良好的通气性，以保持干燥，遇阴雨天气应严密防雨防潮。建立胆木药材专用仓库，仓库应具有密闭性，配备防潮、排风设备及灭蝇/蚊/鼠辅助设备。仓库地面应无缝隙，易清洁。仓库温度应控制在 0～30℃；相对湿度应控制在 35%～70%。霉变、虫蛀的包装件应集中销毁，并做好销毁记录。

胆木生产基地的大气、水源、基质、种苗来源、栽培管理、农药和肥料施用情况、采收加工、质检报告等均应有详细记录，并建立生产档案，实行专人管理，保存 3 年以上[8]。

参 考 文 献

[1] 王和飞，张燕，林应邀，等．胆木组织培养与快速繁殖技术研究 [J]．热带作物学报，2011，32（10）：1878-1882.

[2] 柯泽涛，李锦云，张鹏，等．胆木 GAP 种植的环境评价 [J]．湖北农业科学，2020，59（11）：43-46.

[3] 王德立，冯锦东，赖潜．栽培胆木的品质评价研究 [J]．海南师范大学学报（自然科学版），2016，29（3）：268-273.

[4] 何明军，杨新全，冯锦东，等．海南胆木生产标准操作规程 [J]．广东农业科学，2012，39（4）：32-34.

[5] 杨新全，何明军．胆木种苗质量标准研究 [J]．中国农业信息，2015，（2）：14.

[6] 王和飞，陈道运，王雪．胆木硬枝扦插育苗研究 [J]．天津农业科学，2011，17（4）：57-60.

[7] 张志远，林秋梅，赖潜，等．海南黎药胆木引种栽培技术研究 [J]．山西中医学院学报，2010，11（5）：68-71.

[8] 刘逊忠，黄光耀，黄光贤．不同栽培方法对中药莪术产量及效益的影响 [J]．农业科技通讯，2013，（7）：98-101.

第五章 胆木的药学研究

第一节 胆木的化学成分研究

胆木干燥的树干、树枝、树皮、树叶和树根均可入药，其性寒味苦，具清热解毒、消肿止痛之功效，用于治疗咽喉炎、支气管炎、急性扁桃体炎等，有"植物抗生素"之称。胆木在民间常被用于治疗感冒发热、肺炎、乳腺炎、泌尿系统感染、肠炎、痢疾、胆囊炎、下肢溃疡、脚癣感染及皮炎湿疹等[1, 2]，外用治疗痈疖脓肿[3]。现代药理研究表明，胆木具有抗炎镇痛、解热、抗菌、抗病毒等作用。对胆木活性成分的药理活性机制研究也有较多文献报道。迄今为止，从胆木中分离得到的化合物类型包括生物碱类（吲哚类生物碱和喹啉酮类生物碱）、有机酚酸类、萜类（环烯醚萜类、倍半萜和五环三萜）、苷类、黄酮类、甾醇类及其他类型化合物[4]，其中生物碱类为胆木的特征性成分，也是其主要的活性成分。

一、生物碱类成分

生物碱类成分为乌檀属植物的特征性化学成分，也是胆木的主要活性成分，某些吲哚类生物碱具有一定的抗炎、抗菌、抗疟原虫、抗病毒、抗氧化等活性。在胆木的化学成分研究中发现，胆木中的生物碱主要为吲哚类生物碱和喹啉酮类生物碱，且以吲哚类生物碱为主。

（一）吲哚类生物碱

胆木中存在的吲哚类生物碱具有以下特点：结构骨架一般由 5 个六元环组成，吲哚类（A/B 环）和四氢吡啶（C 环）组成 terallydro-β-carboline 母环，D 环为饱和或不饱和内酰胺环，E 环可为氮杂吡啶或氧杂四氢呋喃环，部分化合物的 E 环开裂或缺失。terallydro-β-carboline 母环很少有取代基，仅在 10 位有羟基或糖基取代。在 D 环内酰胺键有开环，3、14 位多为双键时，分子具有较长的共轭系统和较大的共平面性。E 环的 16、17 位一般为连氧双键，也有饱和的例子，20 位则一般有乙烯基、甲基或烯丙基，21 位多有羟基，含苷生物碱大多在 21 位连有 D-葡萄糖基[1]。20 世纪 80 年代中后期由林茂等[5]从胆木中分离得到了吲哚类生物碱，包括乌檀费新碱（1）、乌檀费丁碱（2）、乌檀福林碱（3）、1-乙酰基咔啉（4）和乌檀醛碱（5），其后又陆续从该植物中分离得到乌檀费林碱（6）、胆木碱庚（7）、胆木碱辛（8）和喜果苷（9），开创了胆木化学成分研究的先河。

　　宣伟东等[6]对胆木95%乙醇提取物的氯仿萃取部位进行了化学成分研究，分离得到吲哚类生物碱乌檀酰胺A和B（10，11），以及乌檀费新碱、乌檀费丁碱。2007年，宣伟东等[7]进一步对其乙酸乙酯部位进行研究，从该部位分离得到11个生物碱成分，通过理化性质和波谱学数据确定其化学结构，鉴定了9个吲哚类生物碱，分别为牛眼马钱托林碱（12）、19-乙氧基牛眼马钱托林碱（13）、3-S-3, 4-二氢牛眼马钱托林碱（14）、3-R-3, 4-二氢牛眼马钱托林碱（15）、naucleamide A（16）、异长春花苷内酰胺（17）、6′-异乙酰基长春花苷内酰胺（18）、2′-异乙酰基长春花苷内酰胺（19）和喜果苷。

　　为进一步探明胆木的抗肿瘤药效物质基础，发现结构新颖的抗肿瘤活性物质，柳庆龙等[8]综合运用多种现代色谱学分离方法对胆木中的化学成分进行了研究，从其枝叶的乙醇提取物中分离得到了4个吲哚生物碱类化合物，分别鉴定为nauclofficine（20）、naucleamide D（21）、latifoliamide A（22）和naucleamide A。范龙等[9]采用硅胶、Sephadex LH-20、反相键合硅胶柱色谱等方法从胆木叶的95%乙醇提取物的乙酸乙酯萃取部位分离得到吲哚类生物碱成分，并通过NMR和MS等波谱技术鉴定了化合物的结构，分别为naucleactonin C（23）、狭花马钱碱（24）、18, 19-dihydroangustine（25）和naucleofficine D（26）。

　　杨新全等[10]从胆木茎枝70%乙醇提取物的二氯甲烷及乙酸乙酯萃取部位分离鉴定出13个化合物，其中有12个生物碱成分，分别为1, 2, 3, 4-四氢-β-咔啉（27）、3, 14-二氢狭花马钱碱（28）和3, 14, 18, 19-四氢狭花马钱碱（29）等。

　　此外，通过查阅文献，发现从胆木中分离得到的吲哚类生物碱还包括naucleamide A-10-O-β-D-glucopyranoside（30）、naucleoxoside C（31）、naucleoxoside A（32）、naucleoxoside B（33）、nauclealotide B（34）、nauclealotide C（35）、nauclealotide D（36）、10-hydroxyvincosamide（37）、3α, 5α-tetrahydrodeoxycordifoline lactam（38）、naucleamide E（39）、naucleamide B（40）、naucleamide G（41）[11]、nauclealotide A（42）、乌檀费碱（43）、安枯斯特定碱（44）、paratunamide C（45）、paratunamide D（46）、paratunamide A（47）[12]、17-oxo-19-(Z)-naudefine（48）、1, 2, 3, 4-四氢-1-O-β-咔啉（49）[13]和3-醛基吲哚（50）[14]等。胆木中吲哚类生物碱化合物的化学结构见图5.1。

7

8

9

10

11

12

13

14

15

16

17

18

19

20

21

22

23

24

25

26

27

28

29

30

31

32

33

34

35

36

37

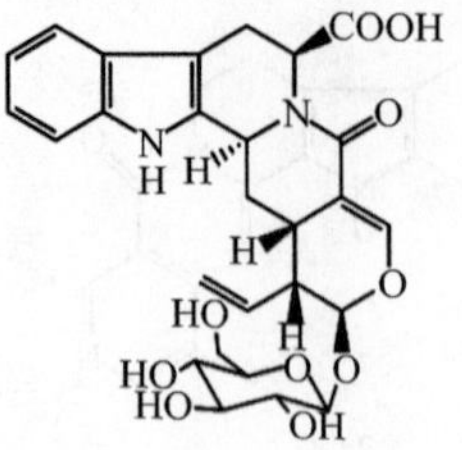

38

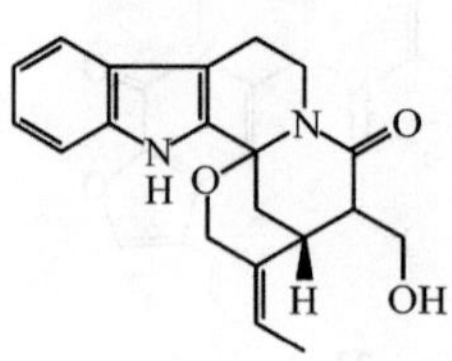

39

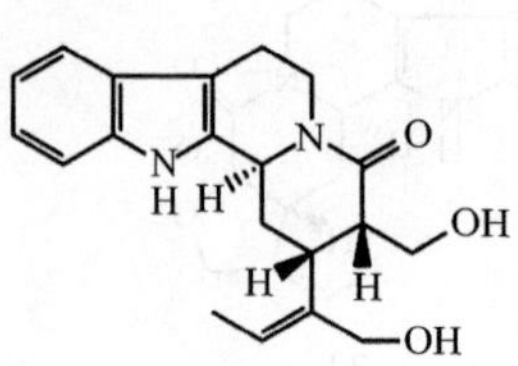

40

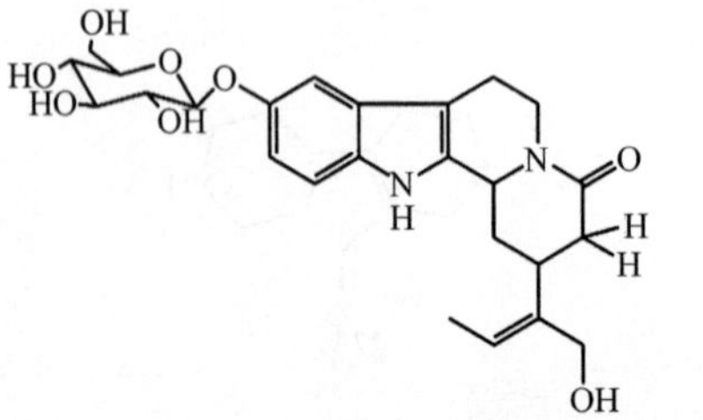

41

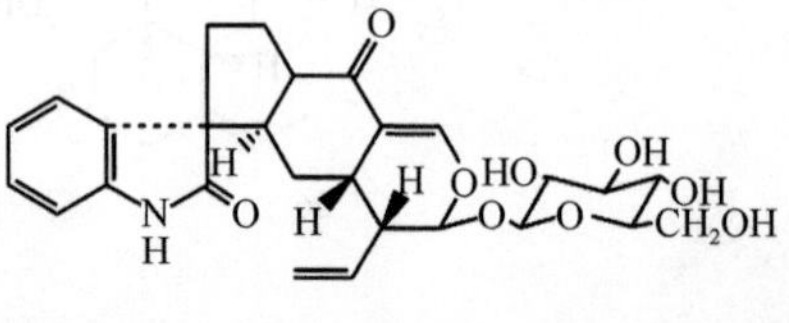

42

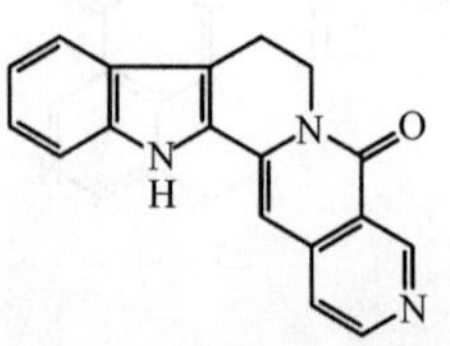

43

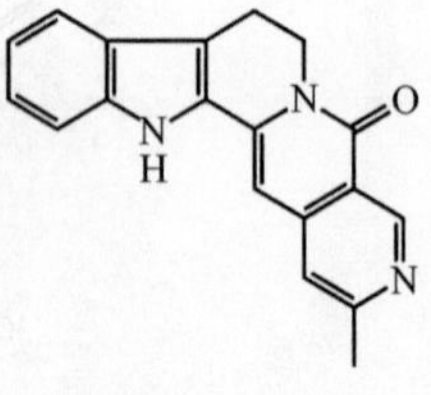

44

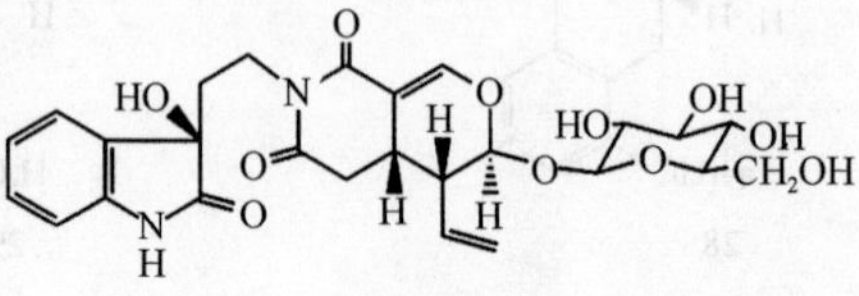

45

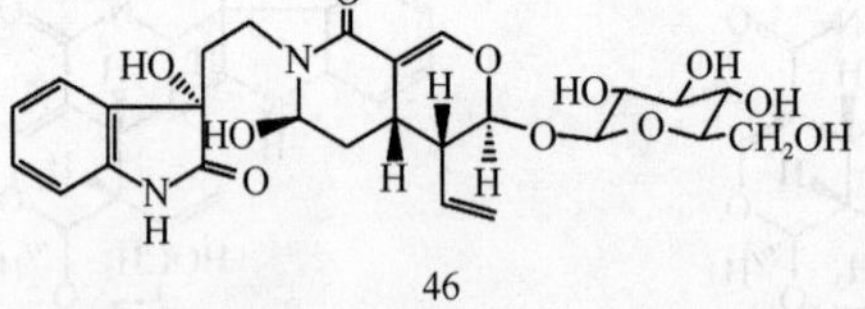

46

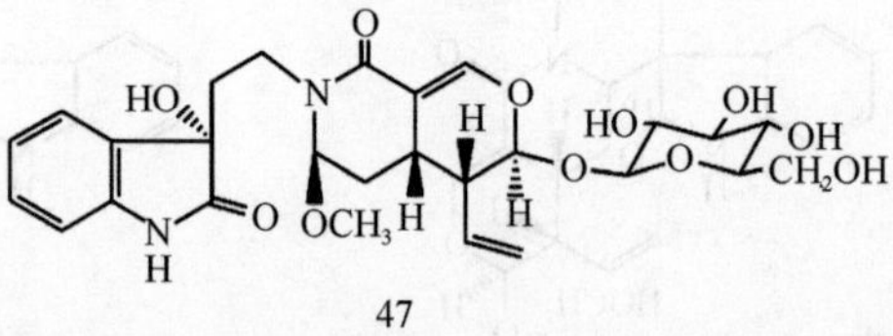

47

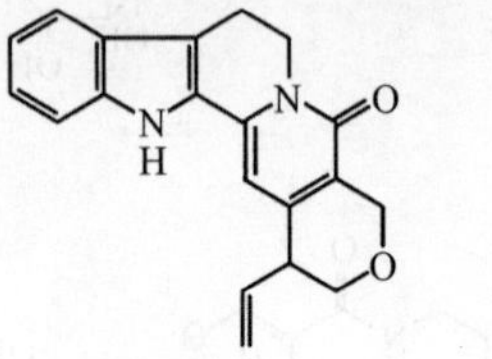

48

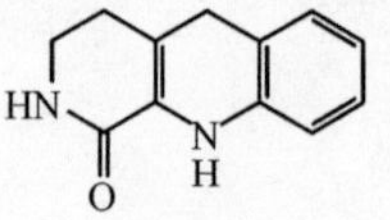

49

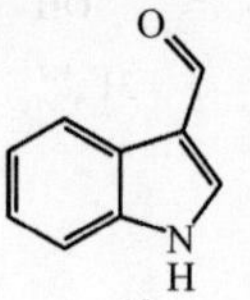

50

图 5.1　胆木中吲哚类生物碱化合物的化学结构

（二）喹啉酮类生物碱

胆木中的喹啉酮类生物碱与常见的吲哚类生物碱的结构很相似，只是 B 环变成了一个六元吡啶酮环，而 C 环则是一个五元环。因此，该类化合物的谱学特征与吲哚类生物碱有很多相似的地方。目前，仅从胆木植物中分离得到 2 个喹啉酮类生物碱，分别是短小蛇根草苷（51）和 3- 表短小蛇根草苷（52）[10]，它们互为同分异构体，化学结构见图 5.2。

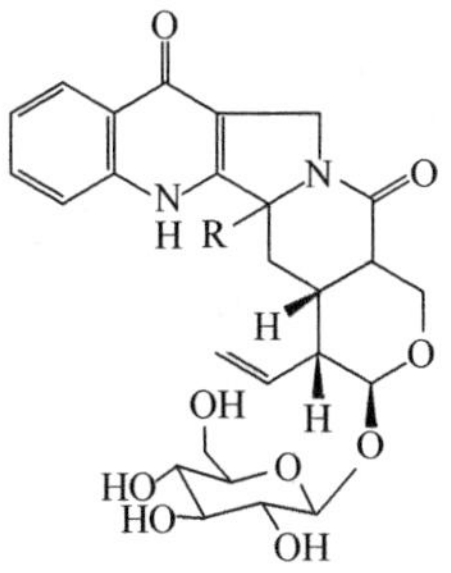

51:R=α-H
52:R=β-H

图 5.2　胆木中喹啉酮类生物碱化合物的化学结构

二、有机酚酸类

胆木中的有机酚酸类化合物也较多，包括奎宁酸（53）、藜芦酸（54）、2, 3- 二羟基苯甲酸（55）、原儿茶酸（56）、马钱酸（57）、对羟基苯甲酸（58）、3, 4- 二羟基肉桂酸（59）、3, 4- 二羟基苯甲酸甲酯（60）、3, 4, 5- 三甲氧基苯酚（61）、香草酸（62）、3, 4- 二甲氧基肉桂酸（63）、绿原酸（64）、隐绿原酸（65）、香草醛（66）、新绿原酸（67）[15]、阿魏酸乙酯（68）、咖啡酸甲酯（69）、咖啡酸乙酯（70）、4- 羟基 -3, 5- 二甲氧基苯甲醛（71）、2, 4- 二羟基 -3, 6- 二甲基苯甲酸甲酯（72）、对甲氧基桂皮酸（73）[14]、没食子酸（74）[13]、山橘脂酸（75）[6]、肉桂酸（76）[16]，化学结构见图 5.3。胆木注射液中间体的化学成分中原儿茶酸的量很高，包含新绿原酸、绿原酸和隐绿原酸等酚酸类物质。这类化合物具有良好的抗氧化、抗炎、抗微生物等生物活性，可能是胆木注射液发挥临床疗效的重要药效组分[4]。

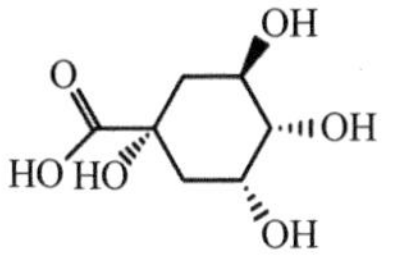

53 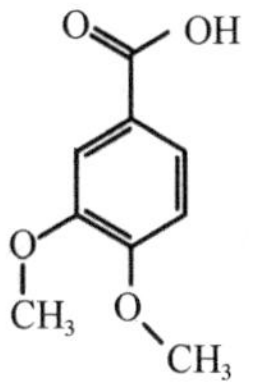　　54 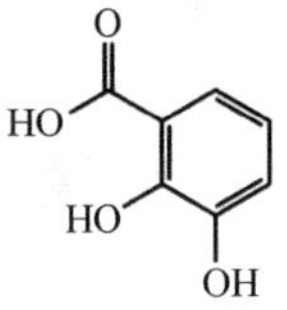　　55 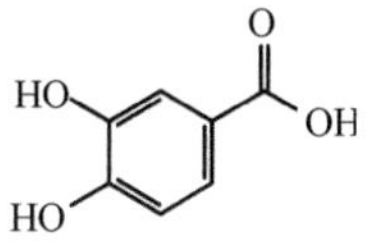　　56

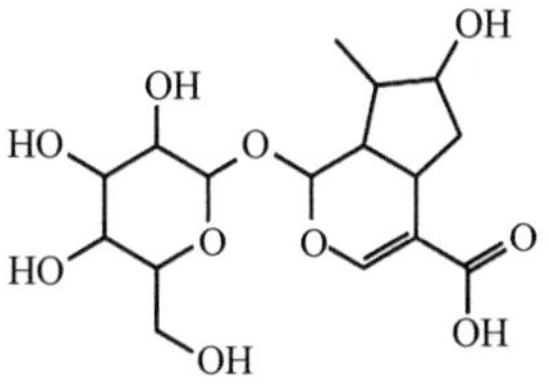

57 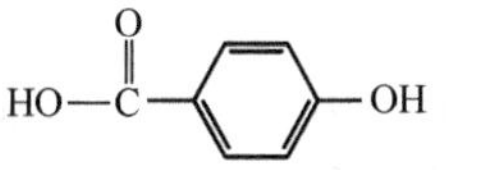　　58 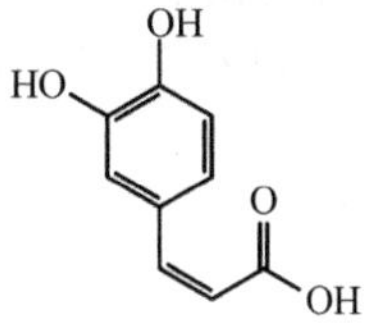　　59 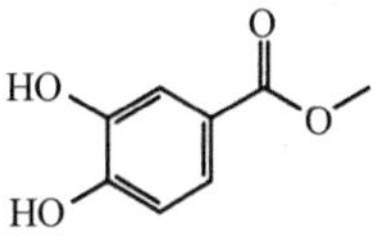　　60

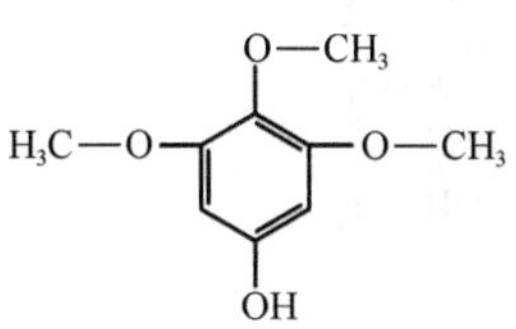

61 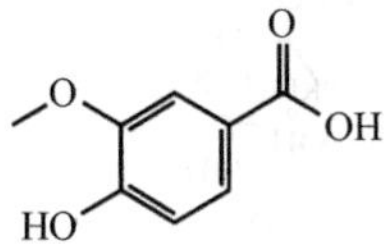　　62 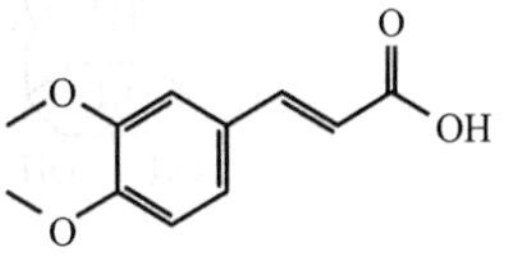　　63

64

65

66

67

68

69

70

71

72

73

74

75

76

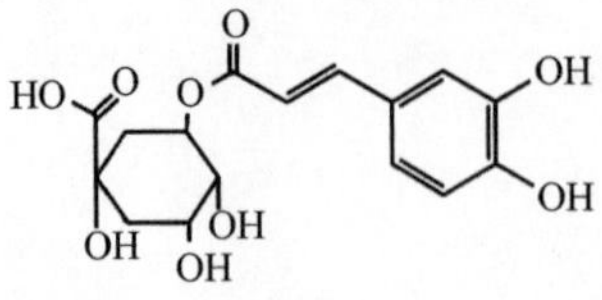

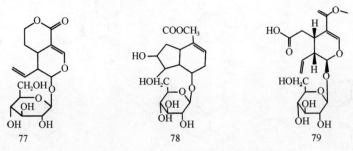

图 5.3　胆木中有机酚酸类化合物的化学结构

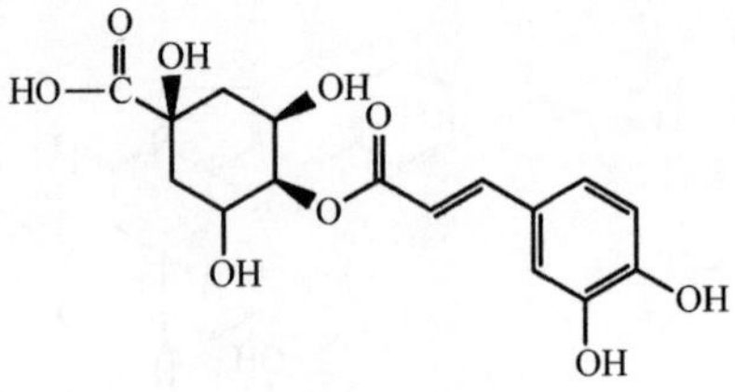

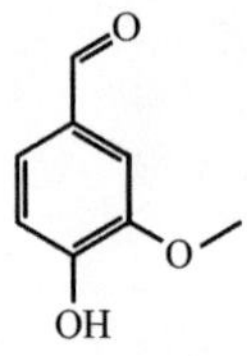

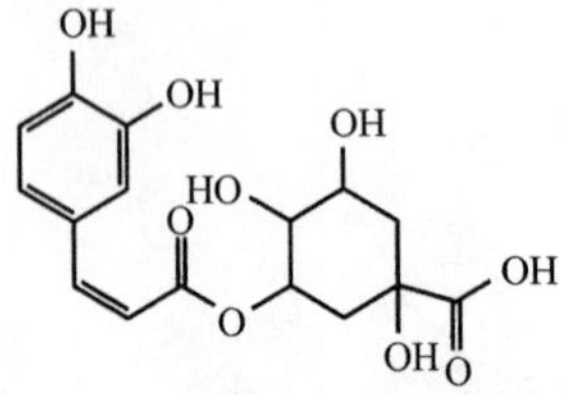

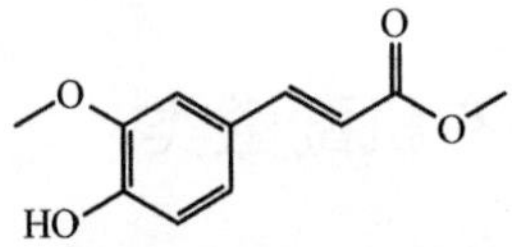

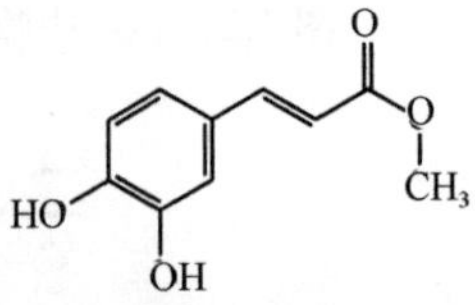

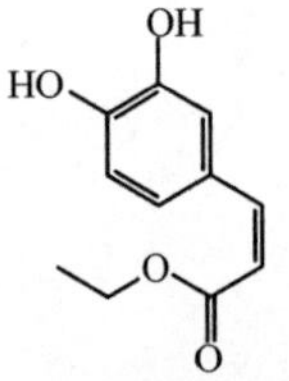

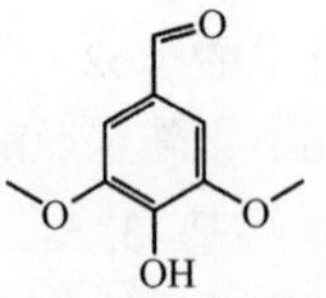

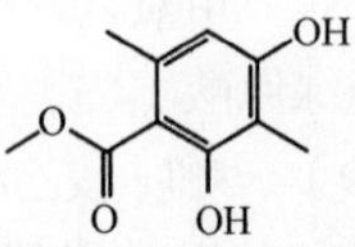

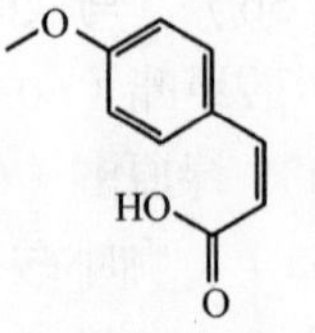

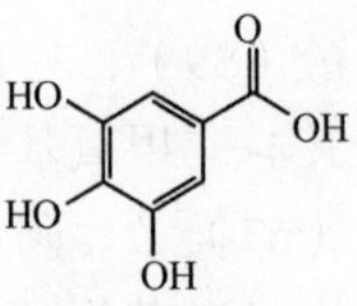

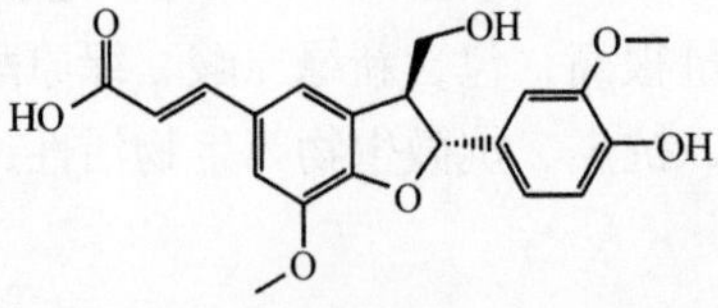

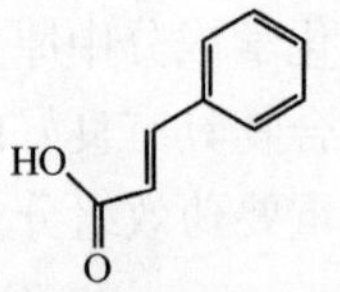

三、萜类及糖苷类化合物

（一）萜类

1. 环烯醚萜　胆木中环烯醚萜类成分包括獐牙菜苷（77）、马钱子苷（78）[17]、断氧化马钱子苷（79）[14]，化学结构见图 5.4。

77

78

79

图 5.4　胆木中环烯醚萜类化合物的化学结构

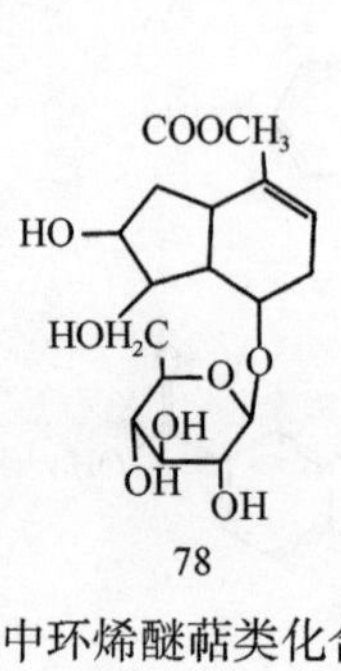

2. 倍半萜　胆木中的倍半萜化合物仅分离得到 1 个，为二氢猕猴桃内酯（80）[14]，化学结构见图 5.5。

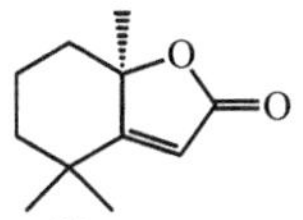

80

图 5.5　胆木中倍半萜化合物的化学结构

3. 三萜类　五环三萜是胆木中的另一重要成分，胆木中三萜类化合物包括 2α, 3β- 二羟基乌苏 -12- 烯 -28- 酸（81）、2α, 3β, 19α- 三羟基乌苏 -12- 烯 -28- 酸（82）、23- 羟基 -乌苏酸（83）、2α, 3β, 19α, 23- 四羟基乌苏 -12- 烯 -28- 酸（84）、2β, 3β, 19α- 三羟基 -12-烯 -28- 乌苏酸（85）、3-O-β-D- 吡喃葡萄糖 -23- 羟基熊果酸（86）[13]、3β, 19α, 23, 24- 四羟基乌苏烷三萜（87）、2β, 3β, 19α, 24- 四羟基乌苏烷三萜（88）、3- 羰基喹诺瓦酸（89）、乌苏酸（90）[18]、齐墩果酸（91）[19]、3-β-O-α-L- 鼠李吡喃糖苷奎诺酸（92）[18] 和 24-烯 - 环阿尔廷酮（93）[20]，化学结构见图 5.6。从胆木中分离得到的五环三萜成分具有抑制 LPS 诱导的一氧化氮（NO）释放的抗炎活性，以及清除 1, 1- 二苯基 -2- 三硝基苯肼（DPPH）自由基的药理活性 [1]。

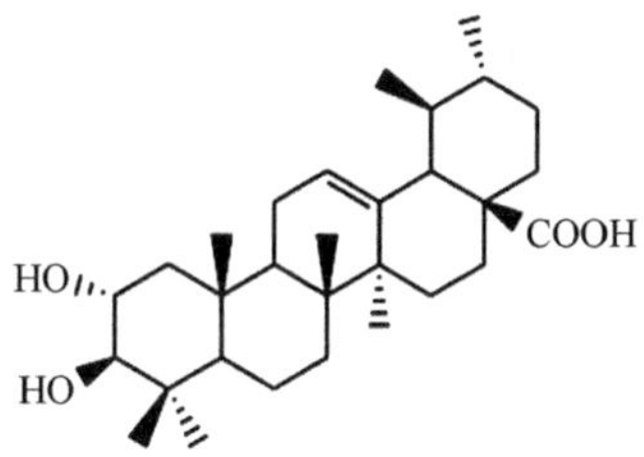

81

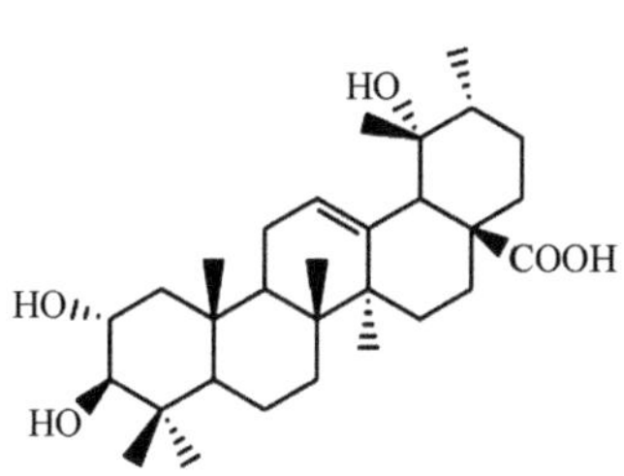

82

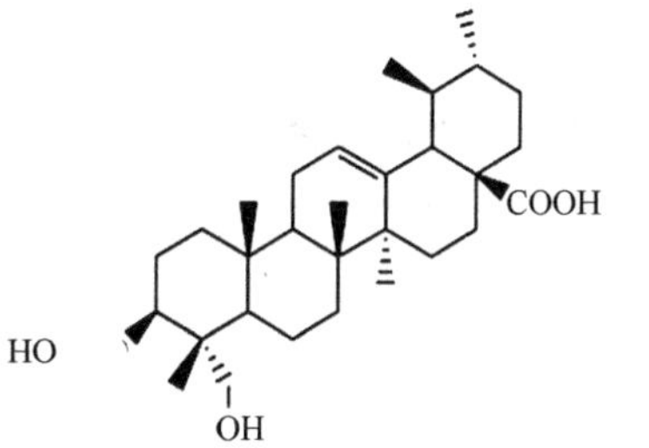

83

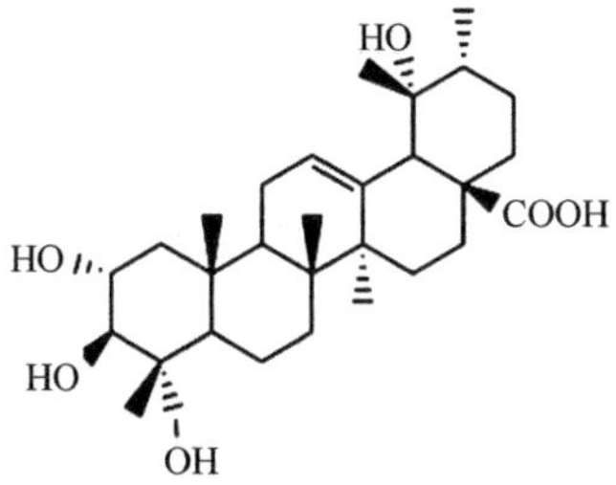

84

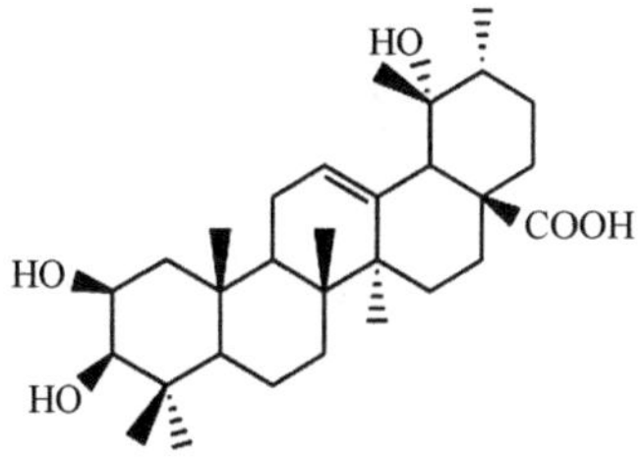

85

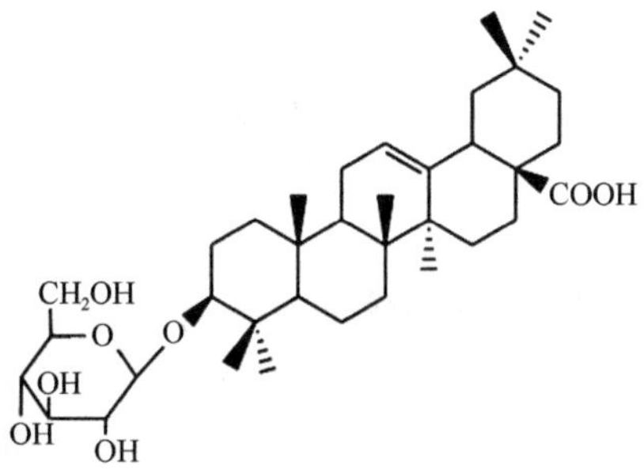

86

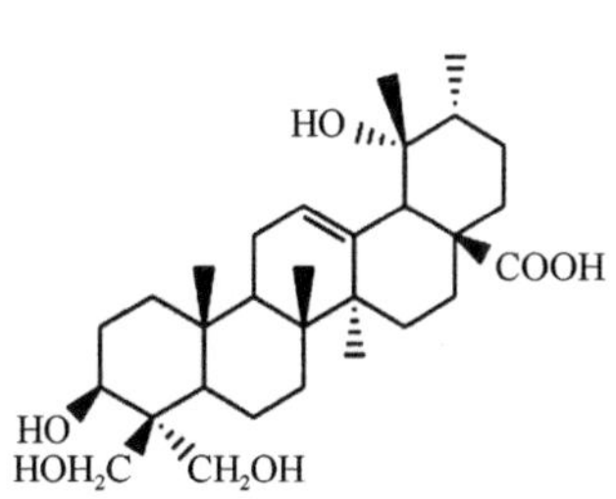

87

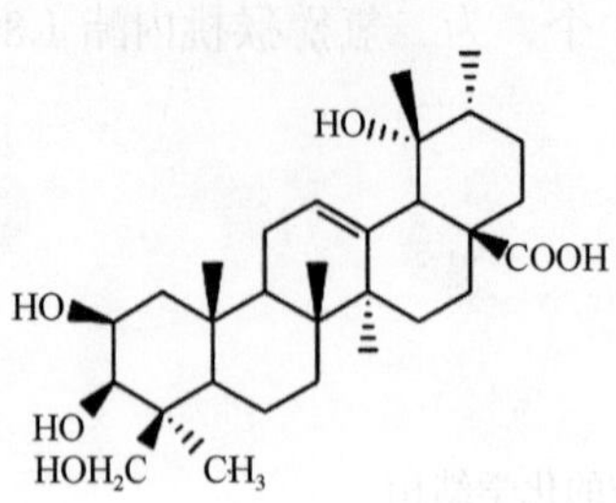

88

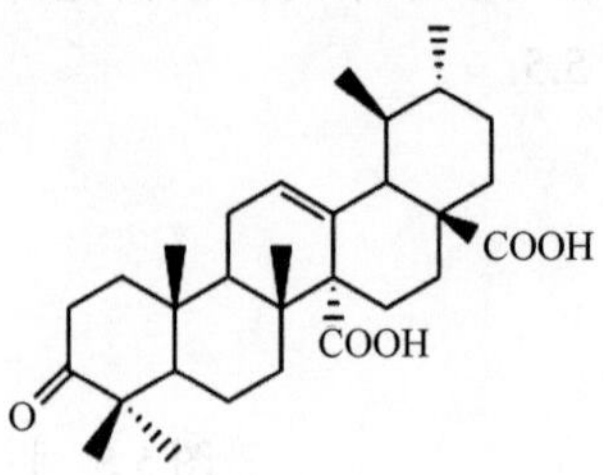

89

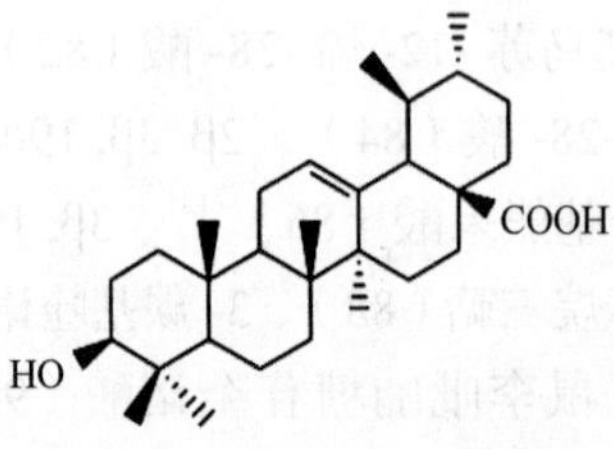

90

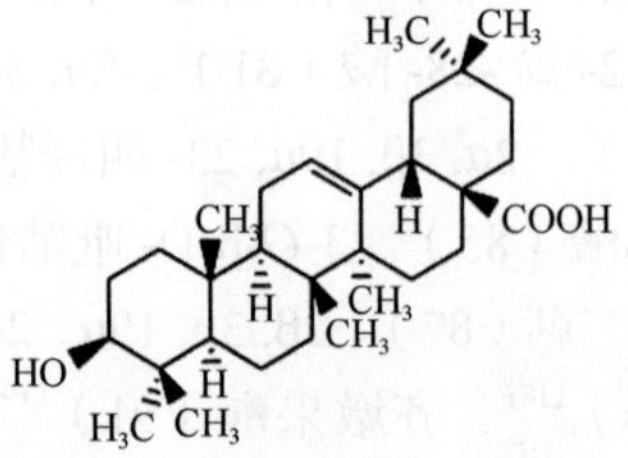

91

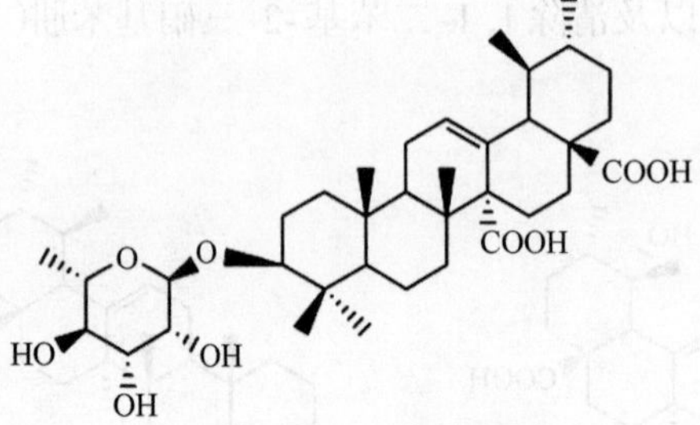

92

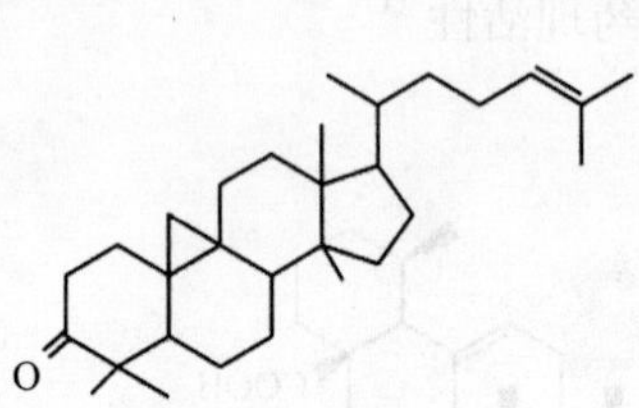

93

图 5.6 胆木中三萜类化合物的化学结构

（二）糖苷类

胆木中的糖苷类化合物包括 3, 4- 二甲氧基苯基 -β-D- 吡喃葡萄糖苷（94）、3, 4, 5- 三甲氧基苯基 -β-D- 吡喃葡萄糖苷（95）和 3, 4- 二甲氧基苯酚 -β-D- 吡呋喃糖基（1→6）-β-D-吡喃葡萄糖苷（96）[19]，化学结构见图 5.7。

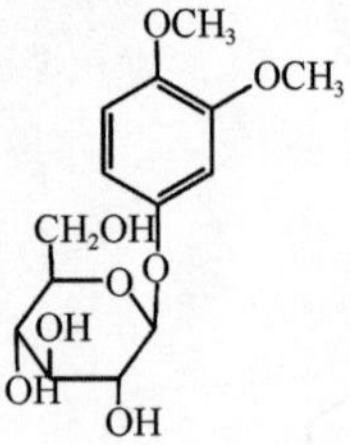

94

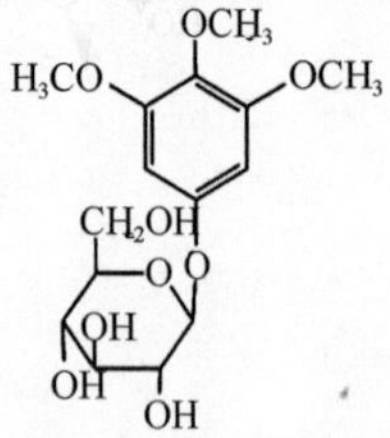

95

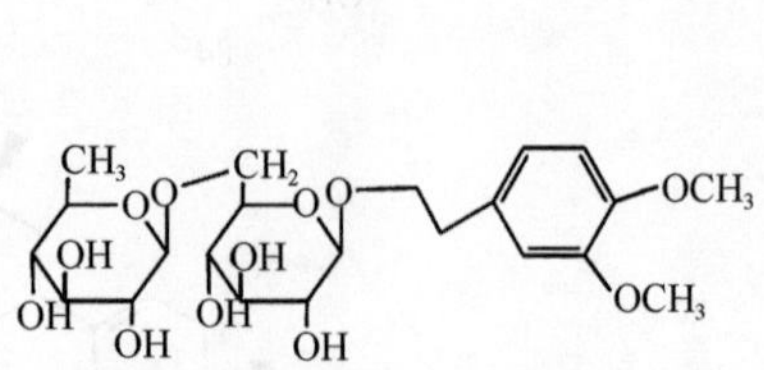

96

图 5.7 胆木中糖苷类化合物的化学结构

四、黄酮类化合物

胆木中含有多种黄酮类成分，具有抑制细菌蛋白质合成、阻止叶酸代谢的作用，同时对病毒蛋白质合成有抑制作用，具有广谱抗菌、抗病毒作用。由于黄酮类有效成分复杂，细菌、病毒不易产生抗药性[21]。

（一）黄酮醇类

从胆木中仅获得1个黄酮醇类化合物：山柰酚（97）[13]，化学结构见图5.8。

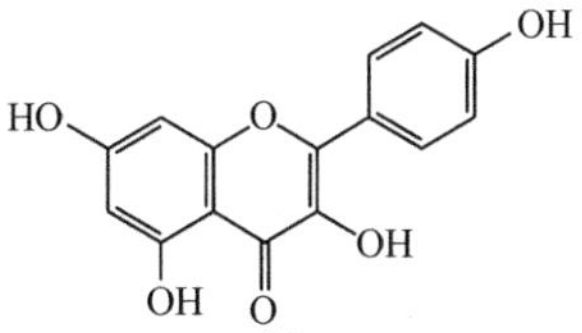
97

图5.8　胆木中黄酮醇类化合物的化学结构

（二）黄酮醇苷及二氢黄酮苷类

胆木中有2个黄酮醇苷类化合物，分别为芦丁（98）和山柰酚-3-*O*-芸香糖苷（99）[22]；有2个二氢黄酮苷类化合物，分别为橙皮苷（100）[15]和柚皮苷（101）[13]，化学结构见图5.9。

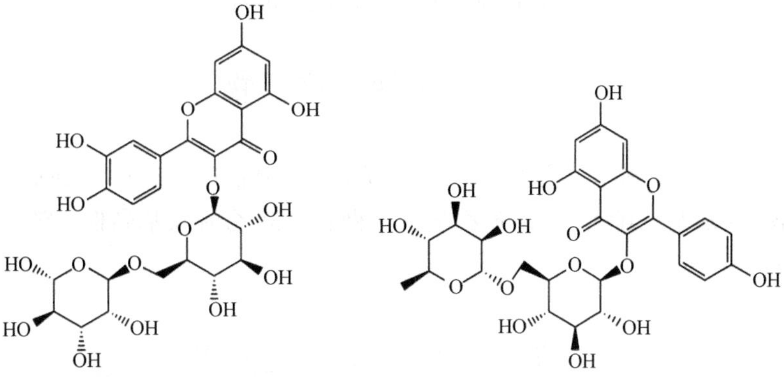
98　99

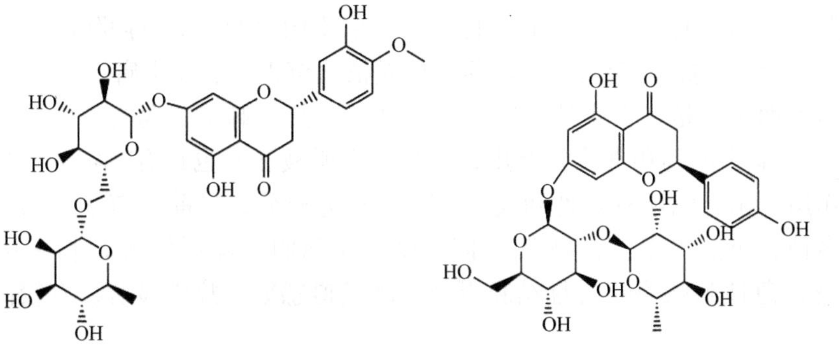
100　101

图5.9　胆木中黄酮醇苷及二氢黄酮苷类化合物的化学结构

五、甾醇类化合物

从胆木叶的脂溶性部位分离得到β- 谷甾醇棕榈酸酯（102）、豆甾 -4- 烯 -3- 酮（103）、β- 谷甾醇（104）[20]、胡萝卜苷（105）等 5 个甾体类化合物[23]，化学结构见图 5.10。

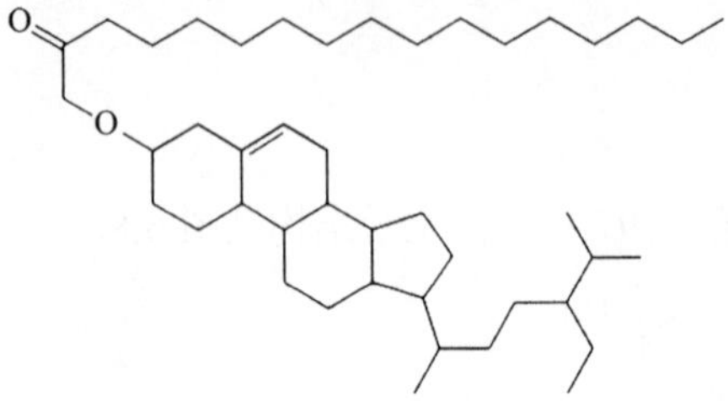

102

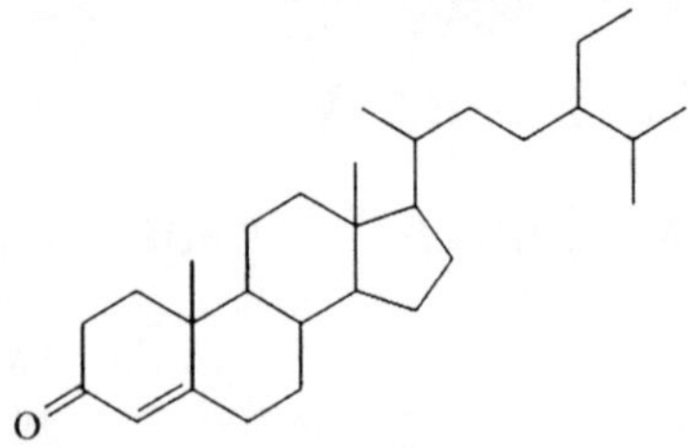

103

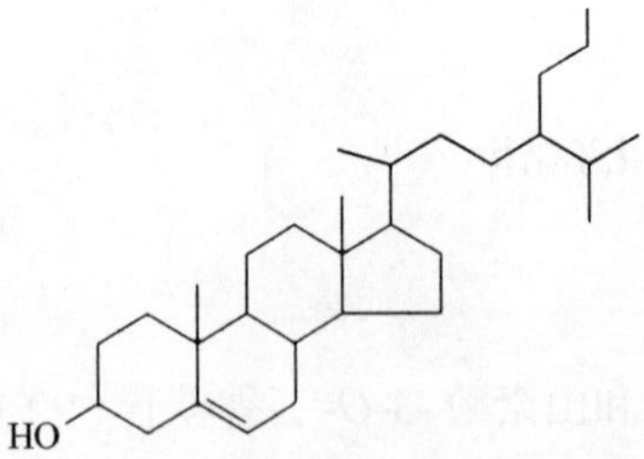

104

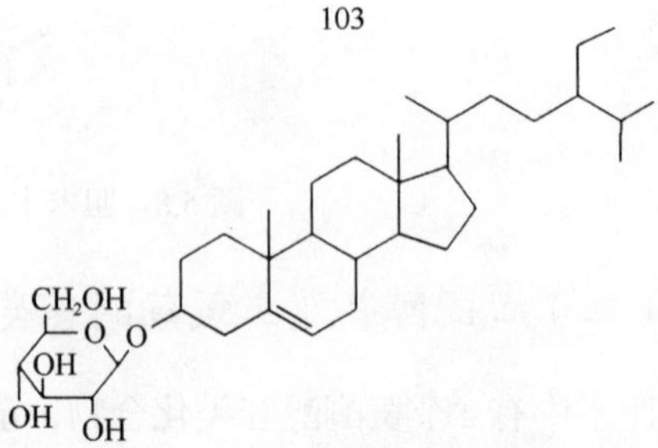

105

图 5.10　胆木中甾醇类化合物的化学结构

六、其他类化合物

除此之外，还从胆木中分离得到了 7, 14-*N*, *N*- 十四烷 -1, 8- 二酮[19]、肌醇[24]、角鲨烯[25]、邻苯二甲酸 -2- 乙基已酯[18]、2- 苯乙基芸香糖苷、3- 乙酰氧基高根二醇[19]和吐叶醇[10]等其他成分。

第二节　胆木的临床应用研究

胆木性寒味苦，归肺、大肠、胆、膀胱经，可用于外感热邪、毒邪所致的机体“阳偏盛”证候，予清热解毒之法治疗。其功能主治是清热解毒、消肿止痛。胆木在我国广西、广东和海南大面积种植，在当地民间常用于感冒发热、肺炎、肠炎、痢疾、湿疹、脓肿等治疗[26]。胆木的药用部位是茎皮，有研究表明枝和叶也具有一定的药理活性。胆木的药理作用明确，临床有效性和安全性证据较为充分，目前在市场上销售的胆木中药制剂有多种，包括胆木浸膏糖浆、胆木浸膏片和胆木注射液等，临床用于治疗急性扁桃体炎、急性咽喉炎、急性结膜炎及上呼吸道感染，疗效显著，有较高的临床应用价值。

一、胆木浸膏糖浆的临床应用研究

胆木浸膏糖浆的性状为黄棕色至棕褐色黏稠液体，味甜而苦，主要药理作用是免疫调节、解热抗炎、抑菌、抗病毒、抗氧化，用于急性扁桃体炎、急性咽炎、急性结膜炎及上呼吸道感染。胆木浸膏糖浆是《国家基本医疗保险、工伤保险和生育保险药品目录（2019年版）》中的乙类药品[27]。临床价值方面，无论是将胆木浸膏糖浆直接与常规西药、中药进行比较，还是在常规治疗基础上加用胆木浸膏糖浆，胆木浸膏糖浆的总有效率均显著高于对照组。此外，胆木浸膏糖浆治疗儿童及成人疾病的良好安全性在现有临床试验中也得到了证实。

（一）解热镇痛作用

刘伟等[28]探讨了胆木浸膏糖浆治疗小儿感冒发热的临床疗效。收治小儿感冒发热患者118例，随机分为对照组和观察组，对照组采用常规治疗，观察组采用胆木浸膏糖浆治疗，比较2组的治疗效果。经过治疗后，观察组治疗总有效率为94.9%，退热率为96.6%，而对照组的治疗总有效率为81.4%，退热率为79.6%。观察组总有效率和退热率均明显高于对照组（$P < 0.05$），表明胆木浸膏糖浆治疗小儿感冒发热的临床疗效显著。临床上对感冒发热采用胆木浸膏糖浆治疗，能够利咽解毒、祛痰退热及镇痛等，在短时间内缓解患儿的临床症状，具有较好的疗效。

（二）抗炎作用

1. 急性扁桃体炎　急性扁桃体炎是儿科临床常见病、多发病，主要是由于致病菌侵犯扁桃体，引起局部充血水肿甚至化脓，临床以发热、咽痛、咳嗽等为主要表现。由于儿童生理病理特殊，该病极易引起儿童支气管炎甚至肺炎，加之发热、咽痛等不适，严重影响患儿健康甚至生长发育。临床以抗菌治疗为主。胆木浸膏糖浆为纯中药制剂，是治疗急性扁桃体炎等急性炎症的有效药物，不会对患者胃部造成严重刺激，可避免出现胃肠不良反应，提升治疗的安全性。

黄学晓等[29]观察胆木浸膏糖浆联合头孢哌酮钠他唑巴坦钠治疗儿童急性扁桃体炎的临床疗效，收治急性扁桃体炎患者130例，随机分为两组。对照组给予头孢克洛、喜炎平治疗，观察组给予胆木浸膏糖浆治疗，比较两组的治疗效果及不良反应。结果发现，观察组患者的退热时间、咽痛消失时间均显著短于对照组患者，且观察组患者C反应蛋白（CRP）、白细胞计数（WBC）、白细胞介素-6（IL-6）和白细胞介素-10（IL-10）水平明显优于对照组。观察组治疗总有效率明显高于对照组，且观察组不良反应发生率明显低于对照组，表明胆木浸膏糖浆治疗急性扁桃体炎疗效显著，且无明显不良反应。胡青英等[30]观察口服头孢呋辛酯辅以胆木浸膏糖浆治疗急性扁桃体炎的临床疗效和安全性。将60例急性扁桃体炎患者随机分为观察组（30例）和对照组（30例），观察组给予头孢呋辛酯片联合胆木浸膏糖浆进行治疗，对照组给予头孢呋辛酯片。治疗后，头孢呋辛酯片联合胆木浸膏糖浆观察组治疗急性扁桃体炎有效率为97.37%，对照组为88.33%，并且观察组在减轻咽痛方面的效果更明显，表明头孢呋辛酯片联合胆木浸膏糖浆治疗急性扁桃体炎疗效显著。韦炜等[31]收治急性扁桃体炎患者130例，随机分为两组。对照组给予头孢克洛、喜炎平治疗，观察组给予胆木浸膏糖浆治疗，比较两组的治疗效果及不良反应。结果发现，观察组治疗总有效率明显高于对照组。观察组不良反应发生率明显低于对照组，表明胆木浸膏糖浆治疗急性扁桃体炎疗效显著。吴世畅[32]对小儿化脓性扁桃体炎的研究发现，在对照组基础上加用胆木浸膏糖浆的观察组总有效率为96.70%，显著高于使用阿莫西林克拉维酸钾的对照组（66.70%），同时观察组的细菌清除率也显著优于对照组。

2. 咽喉炎 咽喉炎是临床上较为常见且多发的疾病之一，细菌是主要致病因素，该病有急性和慢性两种类型。咽喉炎患者的年龄跨度较大，对人们的生活质量造成不良影响，采用有效的治疗方式尤为重要。现阶段临床上主要采用药物治疗，而不同药物的治疗效果不一。梁芳[33]以146例咽喉炎患者为研究对象，对胆木浸膏糖浆辅助治疗咽喉炎的临床效果进行评价，对照组给予氨苄西林胶囊和地塞米松，观察组在对照组的基础上增加胆木浸膏糖浆，口服给药。研究显示，在氨苄西林胶囊和地塞米松基础上给予胆木浸膏糖浆治疗咽喉炎，治疗总有效率为97.26%，显著高于对照组的80.82%，胆木浸膏糖浆在临床治疗中的有效性和安全性更高，可改善患者的临床症状，使其逐渐恢复正常生活。同时，观察组患者的咳嗽、咽痛、咽喉部红肿等临床表现消失时间明显短于对照组，说明胆木浸膏糖浆联合西药治疗可缩短临床治疗时间，减轻患者及家属的心理压力和经济负担，提升其生活质量。

3. 中耳炎

（1）急性中耳炎：小儿急性中耳炎是一种常见且多发的儿科疾病，是小儿急性上呼吸道感染的并发症[34]。年龄较大的急性中耳炎患儿在临床上表现为耳痛和发热，婴幼儿急性中耳炎在临床上多表现为哭闹不安、拍头抓耳等，婴幼儿咽鼓管结构短、宽而直，比较容易感染。急性中耳炎多发生于上呼吸道感染之后，上呼吸道感染会造成患儿鼻咽和咽鼓管黏膜充血，以至于中耳阻塞，形成急性中耳炎。传统主要采用滴耳剂和抗生素结合治疗，但是效果并不显著，并且在治疗中如果出现鼓膜穿孔等并发症就会对患儿的听力造成严重损害。抗生素对小儿急性中耳炎有良好的控制能力，目前婴幼儿可以使用的滴耳剂比较少，临床上主要使用苯酚滴耳剂抗炎、止痛。急性中耳炎如果治疗不及时会造成患儿鼓膜穿孔或者分泌性中耳炎，继而损害听力，对患儿的语言发育造成严重影响。

孟繁田[35]在研究中收治了98例急性中耳炎患儿，入院时患儿伴有不同程度的低热、耳痛症状，经临床病理诊断，所有患儿均患有急性中耳炎。随机将患儿分为对照组和观察组：对照组49例（男28例，女21例，年龄1～6岁）患儿采用苯酚滴耳剂进行治疗，根据患儿的年龄和体重严格遵守药品说明书的用法与用量，将蘸有苯酚滴耳剂的棉球放置在患儿鼓膜处，每4 h滴药一次，次日将棉球取出，连续用药3天；观察组49例（男23例，女26例，年龄1～5岁）患儿采用胆木浸膏糖浆进行治疗，每次10 mL，每日3次，连续服用3天，观察两组患儿的病情减轻情况和耳痛情况。根据急性中耳炎的相关临床疗效评价标准对患儿的治疗效果进行评价。①显著疗效：患儿经过治疗，24 h后体温逐渐下降，临床症状明显好转，治疗一个疗程（7天）后，耳痛、哭闹、拍头抓耳等临床症状完全消失，各项检查指标均恢复正常；②有效：治疗 24 h 后患儿的临床症状有所好转，治疗一个疗程（7 天）后患儿体温恢复正常且无升高现象，临床症状大部分消失，各项检查指标基本正常。③无效：治疗 24 h 后患儿的耳痛等临床症状未见好转，鼓膜充血，治疗一个疗程（7 天）后患儿的体温出现反复。

经过治疗后发现，观察组患儿治疗的总有效率为 93.9%，对照组患儿治疗的总有效率为 77.6%，表明胆木浸膏糖浆对治疗小儿急性中耳炎有显著疗效，且优于苯酚滴耳剂。同时，对比患儿 24 h、3 天后病情改善情况发现，观察组明显优于对照组，两组数据对比差异具有统计学意义（$P < 0.05$）。在用胆木浸膏糖浆一个疗程后，患儿的体温变为正常，无急性中耳炎症状，在很大程度上避免了患儿鼓膜穿孔等急性中耳炎并发症。

（2）分泌性中耳炎：这是一种中耳非化脓性疾病，鼻腔感染病毒、细菌及神经性炎症等是导致该病的重要因素。该病的发生机制比较复杂，是由于细菌的侵入被患儿咽鼓管黏膜纤毛结构所阻挡，纤毛运动导致黏液由患儿的中耳腔转向鼻咽部位，进而引起病毒感染，造成其咽鼓管纤毛结构功能发生异常，细菌进入中耳腔内，从而导致分泌性中耳炎。其在临床上是一种较为常见的耳鼻咽喉科疾病，该病主要发生于儿童，临床表现为耳内闷胀或者堵塞感、听力减退及耳鸣等，给患儿的日常生活造成极大的影响。目前，手术治疗、咽鼓管吹张及药物治疗是临床上比较常用的三大类治疗方法[36-40]，而该病完善的根治方法仍然缺乏，常规以控制病情为主，大多数采用药物治疗法，但是其治疗效果不够理想，治疗后的并发症也较多，很容易对患儿造成二次伤害。因此，科学、安全、有效的治疗方法对于分泌性中耳炎患儿十分重要。

梁彬[41] 对小儿分泌性中耳炎使用胆木浸膏糖浆治疗，并进行了治疗效果的观察和探讨。将 100 例分泌性中耳炎患儿作为研究对象，对照组 50 例患儿（男 30 例、女 20 例，年龄为 6 ～ 11 岁，病程在 3 ～ 12 个月）给予传统治疗，主要包括抗炎、滴鼻及使用激素等；观察组 50 例患儿（男 28 例，女 22 例，年龄为 5 ～ 11 岁，病程在 4 ～ 13 个月）在对照组的治疗基础上，再给予胆木浸膏糖浆进行治疗。连续治疗 1 周后，进行听力和声导抗检查。根据分泌性中耳炎的相关临床疗效评价标准对患儿的治疗效果进行评价。①显效：经过治疗后，患儿的各项症状和体征明显得到改善或者完全恢复正常，且患儿的听力恢复正常，没有耳堵塞感。②有效：经过治疗后，患儿的各项症状和体征得到一定的改善，听力情况得到一定的改善。③无效：患儿的各项症状和体征没有明显变化甚至加重。根据以上标准对比两组患儿的治疗效果。

两组患儿经过治疗，相应的体征和症状都得到改善，观察组 50 例患儿中显效 33 例（66%），有效 15 例（30%），无效 2 例（4%），治疗总有效率为 96%；对照组 50 例患儿中显效 15 例（30%），有效 25 例（50%），无效 10 例（20%），治疗总有效率为 80%。观察组患儿的治疗总有效率明显高于对照组，组间差异具有统计学意义（$P < 0.05$）。结果显示，胆木浸膏糖浆能够使患儿的临床症状得到很大程度的减轻，有效地消除了患儿的鼻腔水肿，使得患儿的咽鼓管通畅，从而达到治疗的效果，且不存在不良反应。

（3）急性化脓性中耳炎：这是一种临床上常见的疾病，是一种中耳黏膜的急性化脓性炎症，主要临床表现有听力下降、耳鸣、耳痛及耳流脓等，多发于儿童。小儿自身抵抗力差、咽鼓管短而直及母亲哺乳姿势不当等诸多原因，易使小儿发生呼吸道感染，从而并发急性化脓性中耳炎。该病主要由乙型溶血性链球菌、肺炎球菌及金黄色葡萄球菌等致病微生物感染引起，且起病迅速，病情发展较快，如果未得到及时、有效的治疗和控制，会引起患儿急性中耳乳突炎或者急性化脓性脑膜炎，严重者甚至危及生命，并且该病迁延不愈或者反复发作会转化为慢性化脓性中耳炎，继而对听力造成一定程度的损伤。以往通常使用头孢曲松静脉滴注进行治疗，然而随着细菌耐药率的逐渐增高，治疗效果越来越差。

曾春荣[42]收治了200例急性化脓性中耳炎患儿。对照组中男46例，女54例，年龄10个月至8岁，病程6～15天，其中32例患儿伴有发热症状（体温37.2℃以上）；观察组中男47例，女53例，年龄9个月至8岁，病程8～15天，其中30例患儿伴有发热症状（体温37.2℃以上）。对照组给予抗生素治疗，观察组在对照组治疗的基础上，再给予胆木浸膏糖浆进行治疗。疗效判定标准分为三类。①显效：患儿的各项症状和体征明显得到改善或者完全恢复正常，患儿炎症完全消退，致病菌完全消失，其耳道也恢复干燥。②有效：患儿的各项症状和体征得到一定的改善，患儿耳内分泌物相对减少，炎症也得到一定的改善，致病菌完全消失，但是鼓室内仍然存在潮红。③无效：患儿的各项症状和体征没有明显变化甚至加重，炎症没有改变甚至加重。

对比两组患儿的治疗效果，发现两组经过治疗相应的体征和症状都得到改善，观察组显效66例（66%），有效30例（30%），无效4例（4%），治疗总有效率96%；对照组显效25例（25%），有效45例（45%），无效30例（30%），治疗总有效率70%。观察组的治疗总有效率明显高于对照组。因此结果表明，应用胆木浸膏糖浆联合抗生素对急性化脓性中耳炎患儿进行治疗，有效提高了治疗效果，大大改善了患儿的不良症状，安全性高，值得临床推广应用。

4. 呼吸道感染　四川大学华西第二医院开展了"胆木浸膏糖浆治疗小儿急性上呼吸道感染的上市后再评价"研究[43]。试验组使用胆木浸膏糖浆，对照组使用小儿豉翘清热颗粒。研究发现，胆木浸膏糖浆和小儿豉翘清热颗粒在治疗小儿急性上呼吸道感染时，痊愈率分别为98.8%和96.6%，痊愈时间分别为（4.9±2.7）天和（4.8±2.6）天，治疗效果和治疗时长均没有统计学意义的差异。此外，胆木浸膏糖浆和小儿豉翘清热颗粒的不良事件发生率分别为10.92%和12.74%，差异具有统计学意义。李迎宾[44]对下呼吸道感染进行研究，对照组使用盐酸左氧氟沙星氯化钠注射液，试验组使用胆木浸膏糖浆联合左氧氟沙星。使用胆木浸膏糖浆联合左氧氟沙星治疗的总有效率为84.62%，显著高于单用左氧氟沙星的总有效率（65.38%）。此外，两组的细菌清除率和不良反应率无显著差异。研究表明胆木浸膏糖浆联合左氧氟沙星临床疗效更好。石远滨[45]对小儿急性支气管炎进行了研究，对照组使用阿莫西林胶囊和盐酸氨溴索片，试验组在对照组治疗基础上加用胆木浸膏糖浆。研究发现，试验组和对照组的总有效率分别为96.00%和78.00%，差异具有统计学意义。李丰[46]对小儿急性支气管炎的研究发现，试验组在对照组治疗的基础上加用胆木浸膏糖浆治疗及对照组使用阿莫西林和盐酸氨溴索治疗的总有效率分别为96.00%和78.00%，差异具有统计学意义。

以上研究表明胆木浸膏糖浆在治疗上呼吸道感染和下呼吸道感染疾病时均具有较

好的疗效。

（三）抗病毒作用

1. 流感 流感主要通过呼吸道传染，且病毒传播迅速，临床主要表现为咳嗽、发热等。崔颖[47]研究了胆木浸膏糖浆治疗流感患儿的疗效，将 80 例患儿分为观察组和对照组各 40 例，对照组患儿采用常规治疗方法，观察组患儿使用胆木浸膏糖浆治疗。经治疗后，观察组总有效率为 97.5%，而对照组为 85%，表明采用胆木浸膏糖浆治疗小儿流感疗效显著。廖凯[48]的研究也表明胆木浸膏糖浆能够有效缓解患儿的病毒性感冒症状，且产生的不良反应较少，临床效果显著。

2. 手足口病 手足口病是指由肠道病毒感染引起的一种传染病。普通型手足口病是指因感染柯萨奇病毒 A16 型（Cox A16）和肠道病毒 71 型（EV 71）等常见的病毒所引起的一类手足口病。普通型手足口病患儿的临床症状主要是反复发热，手足口等部位出现小疱疹、溃疡等。患儿若得不到及时有效的治疗，可出现无菌性脑膜炎综合征、神经源性肺水肿、脑脊髓膜炎等并发症。徐晓梅[49]以收治的 100 例普通型手足口病患儿作为研究对象，探讨用胆木浸膏糖浆进行治疗的效果。结果发现，给予胆木浸膏糖浆的患儿治疗的总有效率为 90%，显著高于对照组（常规治疗）患儿治疗的总有效率（74%）。而且，胆木治疗组患儿血清免疫球蛋白 G 的水平高于对照组患儿，其退热的时间、手足皮疹消退的时间、口腔疱疹消退的时间和住院的时间均短于对照组患儿。

因此，对普通型手足口病患儿进行常规治疗的同时加用胆木浸膏糖浆可显著缩短临床症状缓解的时间，改善患儿免疫功能，提高临床疗效。

二、胆木浸膏片的临床应用研究

胆木浸膏片是取胆木切片，粉碎成粗粉后制成的薄膜衣片，该药具有清解热毒之功效，可用于治疗感冒发热、咽喉肿痛、外耳道疖肿、急性结膜炎、皮肤疖肿及上呼吸道感染，并且疗效显著。

邱和声等[50]以 92 例上呼吸道感染患者为研究对象，探讨了胆木浸膏片联合头孢克肟治疗上呼吸道感染的临床疗效。根据用药的不同分为对照组和治疗组。对照组口服头孢克肟分散片，每次 100 mg，2 次 / 天；治疗组在对照组基础上口服胆木浸膏片，每次 1.5 g，3 次 / 天。两组患者均治疗 7 天。观察两组患者临床疗效，同时比较治疗前后两组患者临床症状消失时间及降钙素原（PCT）、超敏 C 反应蛋白（hs-CRP）、白细胞介素（IL）-1β、IL-10 和 γ- 干扰素（IFN-γ）水平。经治疗后，对照组临床总有效率为 80.43%，显著低于治疗组的 97.83%，且治疗组患者发热、咳嗽、咽痛、咽部充血等临床症状消失时间均明显短于对照组。两组患者血清 PCT、hs-CRP、IL-1β 水平均显著降低，IL-10 和 IFN-γ 水平显著升高，且治疗组患者炎症因子水平明显优于对照组。因此，胆木浸膏片联合头孢克肟分散片治疗上呼吸道感染能够明显改善患者临床症状，降低机体炎症反应，具有一定的临床应用价值。

第三节　胆木的药理药效研究

胆木是我国珍贵的药用资源，也是民间常用药，具有较好的药用疗效和经济价值，且不良反应少，具有较高的安全性。目前已经发现胆木的多种有效成分和多种药理活性，但是其药理机制尚需深入研究。加强跟进研发，进一步开发胆木的药用价值，充分利用胆木珍稀野生资源，拓宽其临床应用范围，可以使其在临床发挥更大的作用。

一、胆木制剂的药理药效研究

（一）解热镇痛作用

沈存思等[51]对比研究了6种临床常用于治疗感冒的中药(蓝芩、双黄连、胆木、蒲地蓝、银黄、柴桂)口服液对大鼠的镇痛和解热作用。采用冰醋酸致小鼠扭体实验考察这6种药物镇痛作用的差异，采用干酵母致大鼠发热模型考察解热作用的差异。结果表明，各组中药口服液均能对抗冰醋酸所致小鼠的疼痛性反应，蓝芩组、双黄连组和胆木组要稍优于蒲地蓝组、银黄组和柴桂组；各组中药口服液均可降低干酵母所致大鼠升高的体温，柴桂组、双黄连组、胆木组和蒲地蓝组要稍优于蓝芩组和银黄组，因此证实了胆木浸膏糖浆较强的解热镇痛作用。

（二）抗炎作用

符健等[52]为研究胆木浸膏片的抗炎功效，在治疗毛细血管通透性增加、耳肿胀、跖肿胀、慢性肉芽肿、解热等方面对胆木浸膏片进行了药理研究。结果表明，胆木浸膏片对冰醋酸所致的小鼠腹部毛细血管通透性增加和二甲苯所致的小鼠耳肿胀具有非常显著的抑制作用，并显著抑制大鼠蛋清性足跖肿胀形成和棉球性慢性肉芽组织增生，对伤寒 Vi 多糖菌苗所致的家兔双高峰体温升高有解热作用，提示胆木浸膏片是一种多环节作用的抗炎药。黄奕江等[53]探讨了胆木注射液对支气管哮喘小鼠肺泡灌洗液（BALF）炎症细胞的影响；将 BALB/c 雌性小鼠随机分为 3 组——对照组、卵清蛋白哮喘组和胆木注射液干预组，并以卵清蛋白致敏激发建立哮喘小鼠模型。记录 BALF 中白细胞总数及嗜酸性粒细胞计数。药物干预后，胆木注射液干预组 BALF 中白细胞总数和嗜酸性粒细胞计数均显著低于哮喘组，上述结果提示胆木注射液可抑制哮喘小鼠炎症细胞浸润。

（三）抗菌作用

姜燕等[54]研究了阿奇霉素与胆木注射液联合用药对肺炎双球菌的解热效果，向 KM 小鼠腹腔内注入相同浓度的肺炎双球菌菌液（每只 0.5 mL）引起发热，之后分别给予胆木注射液、阿奇霉素及阿奇霉素联合胆木注射液。分别于给药 1 h、2 h、3 h、4 h 及 6 h 后测定小鼠直肠温度。结果发现，阿奇霉素联合胆木注射液组小鼠的体温明显低于阿奇霉素组，发热抑制百分率明显高于阿奇霉素组，表明阿奇霉素联合胆木注射液可有效降低肺炎双球菌引起的发热，且作用优于单独注射阿奇霉素。

二、胆木提取物的药理药效研究

（一）抗炎作用

Zhai 等[55] 研究了不同浓度的胆木提取物对脂多糖（LPS）诱导的 RAW 264.7 小鼠巨噬细胞炎症反应的影响及其可能的分子作用机制。结果显示，胆木提取物可以抑制 LPS 诱导的 RAW 264.7 细胞中促炎介质 NO、TNF-α、IL-1β 和 IL-6 的生成，并显著抑制 NF-κB 炎症信号通路中 IκB-α 和 p65 亚基的磷酸化，且显示出较好的剂量依赖性，提示胆木提取物对 LPS 诱导的炎症反应具有有效的抑制作用。蔡兴俊等[56] 通过预先应用胆木提取物干预，观察其对哮喘小鼠肺泡灌洗液中炎症细胞和细胞因子的影响，以及与胆木药物剂量的相关性。实验组通过卵清蛋白（ovalbumin，OVA）致敏，随后每日一次雾化吸入 OVA 激发复制小鼠支气管哮喘模型。除正常对照组外，每次哮喘激发前 30 min 腹腔注射给药（低剂量组 1.0 mg/kg，中剂量组 2.0 mg/kg，高剂量组 4.0 mg/kg，地塞米松组 2 mg/kg）。在连续雾化激发 28 天后断颈处死小鼠，留取小鼠肺泡灌洗液，用 ELISA 方法检测 IL-2、IL-4、IL-5、IL-10、IFN-γ 的浓度；瑞氏染色计数白细胞（WBC）、嗜酸性粒细胞（EOS）、中性粒细胞（NEU）。结果表明，与哮喘模型组对比，经胆木提取物干预处理，胆木给药组小鼠肺泡灌洗液中 WBC、EOS、NEU 均降低，其数值与胆木提取物的干预剂量呈负相关；而细胞因子 IL-2、IL-10、IFN-γ 的浓度则比哮喘模型组高，其升高幅度与干预剂量呈正相关，细胞因子 IL-4、IL-5 的浓度比哮喘模型组低，降低幅度与干预剂量呈负相关。因此，胆木提取物可能是通过影响细胞因子（IL-2、IL-4、IL-5、IL-10、IFN-γ）的分泌及炎症细胞在气道中的浸润，对支气管哮喘小鼠的气道炎症进行调控。

高香奇等[57] 分别对黎药裸花紫珠与胆木水提物和胆木醇提物的配伍进行了研究，评价单方和组方的抗炎、镇痛、抗菌和解热等方面的药效学差异。结果显示，在体内抗炎药理实验中，两者单方剂量 0.52 g/kg、1.04 g/kg 和各组方（总剂量为 0.52 g/kg）对冰醋酸引起的小鼠腹部毛细血管通透性增加和二甲苯所致的小鼠耳肿胀有一定的抑制作用，且裸花紫珠醇提物与胆木醇提物配伍（0.26 g/kg ∶ 0.26 g/kg）在抑制炎症方面协同增效的趋势更为明显。在镇痛药理实验中，采用热板法和扭体实验对两者进行药效评价，裸花紫珠水提物和醇提物无明显的镇痛作用，胆木水提物和醇提物单方在剂量 0.52 g/kg 时具有镇痛作用，且镇痛作用与剂量呈正相关；组方 A ∶ C（1 ∶ 3）、B ∶ D（1 ∶ 1）、B ∶ D（1 ∶ 2）和 B ∶ D（1 ∶ 3）均对小鼠有一定的镇痛作用。在体外抗菌作用研究中，实验结果显示，裸花紫珠和胆木提取液单方、各组方对大肠杆菌、金黄色葡萄球菌、链球菌、白色假丝酵母菌、解脲支原体均有显著的抑制作用。在组方解热作用的筛选试验中，总剂量为 0.4 g/kg 时，两者单方和组方均能降低细菌内毒素致热家兔体温的升高，裸花紫珠醇提物与胆木醇提物配伍（0.26 g/kg ： 0.26 g/kg）对内毒素致热家兔的解热效果更佳。因此，裸花紫珠和胆木联合使用可协同增强抗炎、镇痛、解热和抗菌作用，且组方裸花紫珠醇提物与胆木醇提物（0.26 g/kg ： 0.26 g/kg）的抗炎、镇痛、解热和抗菌等作用最佳。

（二）抗菌作用

为探明常用抗生素与胆木提取液配伍对金黄色葡萄球菌的抑菌效果，蒋平等[58]以胆木提取液、青霉素、左氧氟沙星、磷霉素钠、头孢拉定为实验药物，以金黄色葡萄球菌为实验菌种，采用倍比稀释法检测 5 种药物的最小抑菌浓度（MIC），用棋盘稀释法检测胆木提取液分别与青霉素、左氧氟沙星、磷霉素钠和头孢拉定 4 种抗生素联用对金黄色葡萄球菌的抑菌效果。结果表明，胆木提取液与青霉素、左氧氟沙星、磷霉素钠和头孢拉定联用的 MIC 分别为 40.0 mg/mL、0.25 µg/mL、0.5 µg/mL 和 1 µg/mL。胆木提取液与青霉素、头孢拉定、左氧氟沙星和磷霉素钠联用后分别表现为协同作用、相加作用、无关作用和拮抗作用。因此，胆木提取液与青霉素联用对金黄色葡萄球菌具有高效的抑制作用。徐超等[59]为探究胆木浸膏提取物的体外抗菌活性及抗菌谱，以金黄色葡萄球菌、大肠杆菌、铜绿假单胞菌、肺炎克雷伯菌、肺炎链球菌、鲍曼不动杆菌、沙门菌、志贺菌等常见临床菌株为研究对象，以 MIC 和最小杀菌浓度（MBC）作为抗菌活性的评价指标，采用微量法与平板法测试胆木浸膏提取物及青霉素对上述 8 种目标菌的抗菌活性。结果显示，胆木浸膏提取物对金黄色葡萄球菌和肺炎链球菌具有明显的抑菌活性，而对其他 6 种菌株在所测试的浓度范围内均无明显的抑菌作用。胆木浸膏提取物对金黄色葡萄球菌的 MIC 和 MBC 范围分别为 1.56% ～ 3.13% 和 1.56% ～ 25%；对肺炎链球菌的 MIC 范围为 1.56% ～ 3.13%。胆木浸膏提取物对 42 株金黄色葡萄球菌（临床敏感株和耐药株）的抗菌活性研究结果显示，除对耐甲氧西林金黄色葡萄球菌耐药菌株的 MBC 较大外，对其他菌株的 MBC 基本与 MIC 相当。这提示胆木浸膏提取物对金黄色葡萄球菌的抑菌效果无选择性差异，而青霉素对临床耐药菌株基本无效。因此，胆木浸膏提取物对金黄色葡萄球菌和肺炎链球菌具有较好的抗菌活性，具有进一步开发的应用价值。

何勇等[60]用胆木水煎液对临床分离的尿培养大肠杆菌进行体外抑菌试验，用 HX-21 细菌／药敏分析仪及配套试剂进行鉴定。将胆木水煎液制成含一定药量的药敏纸片，应用纸片法比较胆木与头孢曲松等 6 种抗生素抑制大肠杆菌的效果。结果显示，胆木对大肠杆菌有较好的抑菌效果，可与头孢曲松、庆大霉素和环丙沙星产生一样高敏的体外抑菌效果，头孢唑林和头孢吡肟中度敏感。因此，胆木对临床分离的尿培养大肠杆菌具有一定的抑菌作用，且有以下几点优势：可应用于同时对青霉素类或头孢类抗生素过敏的泌尿系统感染患者；可应用于一些不适宜应用喹诺酮类、四环素类或氨基糖苷类抗生素的泌尿系统感染患者（儿童或孕妇）；可应用于一些用大环内酯类抗生素后出现严重胃肠道反应的泌尿系统感染患者；可应用于肝肾功能不全的泌尿系统感染患者。

（三）调节免疫反应

薛欣等[61]研究了胆木对高脂饮食诱导的 *apo E*−/−小鼠全身、主动脉和肝脏局部免疫反应的影响，探讨胆木能否缓解高脂所致的免疫压力，以及能否延缓动脉粥样硬化斑块形成和非酒精性脂肪性肝病发展。给予 *apo E*−/−小鼠高脂饮食 18 周，建立动脉粥样硬化伴发非酒精性脂肪性肝病模型。在制模的同时加入胆木进行干预，监测体重变化，检测血脂和肝功能；悬液芯片检测血浆细胞因子水平；流式细胞仪检测外周血粒细胞、单核细胞及其 Ly6C++ 亚型比例；实时定量 PCR 检测主动脉和肝脏细胞因子表达。干预 18 周后，检测主动脉和肝脏病理变化。高脂饮食 6 周后，导致 *apo E*−/−+ 高脂组小鼠外周血总胆固醇和低密度脂蛋白，单核细胞及其炎症亚型 Ly6C++ 比例，血浆细胞因子 IL-6、肿瘤坏死因子 -α（TNF-α）、IL-10 显著升高；主动脉细胞因子 IL-1β、IL-6、单核细胞趋化蛋白 -1（MCP-1）、IFN-γ、TNF-α、IL-10 及肝脏 IL-1β、IFN-γ、IL-10 表达升高，表明高脂饮食导致 *apo E*−/−小鼠发生系统性炎症反应，外周循环中粒细胞、单核细胞的数量和功能异常，炎症介质产生增多，脂质代谢发生障碍，高脂饮食 18 周可加重非酒精性脂肪性肝病和主动脉动脉粥样硬化病变，导致一系列的全身和局部炎症反应，引发免疫损伤。胆木干预明显减缓小鼠体重增长，但血脂和肝功能没有明显改变；胆木显著降低外周血单核细胞比例、血浆巨噬细胞集落刺激因子（M-CSF）和 IL-10 水平，抑制主动脉 IL-1β、IL-6、MCP-1、IFN-γ、TNF-α 和 IL-10 表达，以及肝脏 IL-1β、MCP-1、TNF-α 和 IL-10 表达。高脂饮食 18 周导致 *apo E*−/−小鼠主动脉动脉粥样硬化斑块数量增多，面积增大，肝脏油红 O 染色阳性，胆木干预可减少主动脉动脉粥样硬化斑块面积，肝脏油红 O 染色减弱，并呈现由外周到血管向心性减弱。高脂饮食引发 *apo E*−/−小鼠全身性炎症反应、血管和肝脏局部炎症反应。胆木通过降低外周血单核细胞比例，抑制细胞因子水平，减轻全身炎症反应；同时抑制血管和肝脏局部炎症反应，纠正高脂饮食导致的机体免疫损伤，抑制动脉粥样硬化和非酒精性脂肪性肝病的形成和发展。

由此推测，可能因为胆木具有清热解毒功效，其通过长期持续地在全身和局部（主动脉和肝脏）发挥免疫调节作用，从而抑制高脂血症向动脉粥样硬化和非酒精性脂肪性肝病的发展。在实验观察的第 6 ~ 18 周，胆木对血脂的影响差异无统计学意义，因此，胆木治疗动脉粥样硬化和非酒精性脂肪性肝病的作用并不依赖于降脂，而是通过免疫调节作用，以独立于降脂作用的方式调节高脂血症引发的免疫反应，抑制动脉粥样硬化和非酒精性脂肪性肝病的形成和发展。研究发现，胆木对主动脉血管和肝脏局部炎症反应的影响要优于对全身炎症反应的影响，推测这与选择的疾病模型、疾病发生部位直接相关，治疗的目标是改善局部病变，因此胆木的主要免疫调节靶点在血管和肝脏局部。

三、胆木活性成分的药理药效研究

现代药理学研究证明，胆木具有抗炎、促进血管内皮细胞增殖、抗病毒及抗菌等作用。下文将阐述胆木活性成分的药理作用。

（一）抗炎活性

1. 胆木碱 H　炎症因子的过量产生会导致各种炎症活动、组织坏死和其他慢性炎性疾病。LPS 诱导的小鼠单核 / 巨噬细胞白血病细胞（RAW 264.7 细胞）的炎症进程会导致各种炎症因子的产生，包括 NO 和 TNF-α 等。有研究通过 Griess 试剂盒分析检测亚硝酸盐（NO 的氧化产物）的水平作为 NO 生成的指标，以氢化可的松琥珀酸钠作为阳性对照，并通过酶联免疫吸附试剂盒（ELISA 试剂盒）测量不同剂量的胆木碱 H 对 TNF-α 表达水平的影响[62]，探讨胆木碱 H 的抗炎作用机制。结果表明，与模型组相比，胆木碱 H（1 ～ 100 mmol/L）显著减少了亚硝酸盐和 TNF-α 的产生，且具有剂量依赖性，说明胆木碱 H 可以显著抑制炎症介质 NO 和促炎细胞因子 TNF-α 的释放。胆木碱 H 可抑制 LPS 诱导的 RAW 264.7 细胞中诱导型一氧化氮合酶（iNOS）的表达，从而抑制 NO 的产生，但对环氧化酶 -2（COX-2）的表达没有明显的抑制。

2. 异长春花苷内酰胺　有文献针对异长春花苷内酰胺对炎症因子 iNOS 水平的影响进行了研究，探究异长春花苷内酰胺抗炎作用的机制[63]。将 RAW 264.7 细胞（每毫升 $4×10^6$ 个细胞）接种于 96 孔板上，用不同浓度（0、25 μmol/L、50 μmol/L、100 μmol/L 和 200 μmol/L）的异长春花苷内酰胺预处理细胞，然后加入或不加入 1 μg/mL LPS 处理，24 h 后用胰酶 [含 0.25% 乙二胺四乙酸（EDTA）]、冰冷的 PBS 和细胞裂解缓冲液收集总蛋白，并用 Bradford 测定法测量以计算蛋白量。通过十二烷基硫酸钠聚丙烯酰胺凝胶电泳（SDS-PAGE）分离等量的蛋白质，之后转到聚偏二氟乙烯（PVDF）膜上。转膜后用 5% 脱脂牛奶封闭，然后用一抗（1 : 1000）在 4℃孵育过夜。一抗孵育结束后，用与过氧化物酶偶联的二抗（1 : 5000）室温孵育 2 h。用 BeyoECL Plus 试剂盒测定蛋白质条带，并用 X 线曝光胶片。相对光密度用 Gel-Pro Analyzer 4.0（Media Cybernetics）进行扫描。iNOS 的表达情况及相对水平见图 5.11。

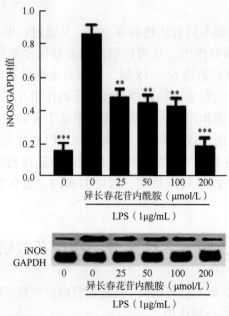

图 5.11　不同浓度的异长春花苷内酰胺干预后 iNOS 的表达情况

GAPDH. 甘油醛 -3- 磷酸脱氢酶，作为内对照。**$P < 0.01$；***$P < 0.001$

与 LPS 处理组相比，异长春花苷内酰胺能够显著抑制 iNOS 的表达，且呈剂量依赖性。200 μmol/L 异长春花苷内酰胺预处理组的 iNOS 表达几乎与对照组一致。说明异长春花苷内酰胺能够抑制炎症因子 iNOS 的表达，可能是异长春花苷内酰胺抗炎作用的分子机制。

Li 等[63] 将 RAW 264.7 细胞（每毫升 4×10^6 个细胞）接种到 96 孔板中，并用不同浓度（0、20 μmol/L、50 μmol/L、100 μmol/L 和 200 μmol/L）的异长春花苷内酰胺进行预处理，然后加入或不加入 1 μg/mL LPS 处理 24 h 后收集细胞，使用 Trizol 试剂盒分离总 RNA。在 260 nm 和 280 nm 处测定总 RNA 量。使用 BeyoRT 第一链 cDNA 合成试剂盒合成 cDNA。cDNA 作为模板与 Fast SYBR Green Master Mix（Toyobo）、基因特异性引物一起用于三次实时 PCR。使用 ABI 7500 快速实时 PCR 系统以 20 μL 反应体积进行 40 个循环。GAPDH 的 cDNA 序列是评估反转录效率的内对照。PCR 扩增先在 95℃进行 5 min，然后进行 40 个 95℃ 15 s 和 60℃ 30 s 的循环。在每个实验结束时，使用熔解曲线分析来验证每个引物对的单个产物的扩增。根据相对 CT 方法，比较计算结果。实验结果显示，使用异长春花苷内酰胺预处理可以抑制 LPS 诱导的 iNOS mRNA 的表达升高，并且呈剂量依赖性，与 Western blot 的实验结果 iNOS 表达下降情况一致，抑制率分别为 15.93%、25.67%、62.46% 和 84.38%。异长春花苷内酰胺显著且呈剂量依赖性地抑制了 LPS 诱导的 TNF-α 和 IL-1β mRNA 的表达。在浓度为 200 μmol/L 的异长春花苷内酰胺作用下，TNF-α 和 IL-1β mRNA 表达的抑制率分别为 80.59% 和 80.60%（$P < 0.001$），与空白对照组结果相当。研究证实，胆木中的化学成分异长春花苷内酰胺能够有效抑制 LPS 刺激下炎症因子 iNOS、TNF-α、IL-1β 蛋白和 mRNA 的表达，说明其具有一定的抗炎效果。

3. 短小蛇根草苷、喜果苷、绿原酸和原儿茶酸　以 DCFH-DA 试剂盒检测胆木中 4 种活性成分短小蛇根草苷、喜果苷、绿原酸和原儿茶酸对 LPS 诱导的活性氧（ROS）的抑制作用[64]。将人脐静脉内皮细胞（HUVEC）接种至 6 孔板，每孔 30×10^4 个细胞 /2 mL，每组设 3 个复孔。血清饥饿培养 48 h（0.2% 胎牛血清）。LPS（10 μg/mL）与胆木 4 个化学成分共同刺激 24 h 后，用 PBS 洗涤细胞 2 次，并与 DCFH-DA（参照说明书用 PBS 稀释至 10 μmol/L）于 37℃避光放置 30 min。洗涤细胞，于倒置荧光显微镜下观察细胞（激发波长 488 nm，发射波长 530 nm），拍摄图像并使用 ipwin32 软件进行荧光半定量。结果见图 5.12。

研究结果表明，胆木中化合物短小蛇根草苷、喜果苷、绿原酸、原儿茶酸浓度为 30 μg/mL 时，对 LPS 诱导 HUVEC 细胞的 ROS 增加均有不同程度的抑制作用。

4. 17-氧 -19-（Z）- 核碱[65]　将 RAW 264.7 细胞在添加 10% FBS 的 Dulbecco 改良培养基中培养 24 h，然后将其以初始密度为 1×10^5 个细胞 /mL 接种在 96 孔板中。在给予 LPS（1 μg/mL）后，加入 17- 氧 -19-（Z）- 核碱（1 μmol/L、3 μmol/L、10 μmol/L、30 μmol/L 和 100 μmol/L）培养 24 h。采用氢化可的松作为阳性对照，通过 Griess 试剂测定培养的 RAW 264.7 细胞上清液中亚硝酸盐的浓度来评估 NO 的含量。每组取 100 μL 上清液与相同体积的 Griess 试剂（1% 磺胺、0.1% 萘乙二胺二盐酸盐和 5% 磷酸）混合，并在室温下孵育 10 min。在酶标仪上以 540 nm 的波长测定吸光度。同时，以顺铂作为阳性对照，采用MTT比色法测定17-氧-19-（Z）-核碱对人肿瘤细胞系人结肠癌细胞（LoVo）、非小细胞肺癌细胞（人A549）和人肝癌细胞（HepG2）的细胞毒性作用。加入17-氧-19-（Z）-核碱或顺铂的终浓度为 100 μmol/L、10 μmol/L、1 μmol/L、0.1 μmol/L 和 0.01 μmol/L。用免疫读数器测量MTT甲臜溶液在570 nm处的吸光度。使用IBM SPSS 22.0软件分析IC$_{50}$值。

实验结果表明，17-氧-19-（Z）-核碱对人肿瘤细胞系 LoVo、A549 和 HepG2 细胞均显示出非常弱的细胞毒性。在 RAW 264.7 细胞中评估了其对 LPS 诱导的 NO 产生的抗炎活性，发现其具有显著的抗炎活性，IC$_{50}$值为（4.61±1.12）μmol/L。

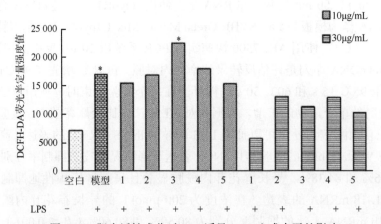

图 5.12　胆木活性成分对 LPS 诱导 ROS 生成水平的影响

1.异长春花苷内酰胺；2.短小蛇根草苷；3.喜果苷；4.绿原酸；5.原儿茶酸；与对照组（LPS）比较，*$P < 0.05$

5. naucleaoffine A、naucleaoffine B[66]　在 1640 培养基中孵育 RAW 264.7 细胞，然后将细胞接种至96孔板中。细胞用 LPS（1 μg/mL）处理，并用二甲基亚砜（DMSO）溶解naucleaoffine A、naucleaoffine B，给药浓度分别为 0.0625 μmol/L、0.32 μmol/L、1.6 μmol/L、8 μmol/L、40 μmol/L（DMSO 浓度为 0.2%，V/V），药物在 37℃孵育 24 h。每 100 μL 培养基上清液样品通过 Griess 反应测定。向每个孔中添加 Griess 试剂（50 μL 1% 磺胺溶于5% H$_3$PO$_4$ 中，50 μL 0.1% N-1-萘乙二胺盐酸盐）。10 min 后，使用微孔板读取器在 540 nm 处对反应产物进行比色定量，以氢化可的松作为阳性对照。细胞毒性试验采用 MTT法在 96 孔板上进行。通过比较样品处理细胞和未处理细胞的吸光度来计算抑制百分比。naucleaoffine A、naucleaoffine B 的化学结构见图 5.13。

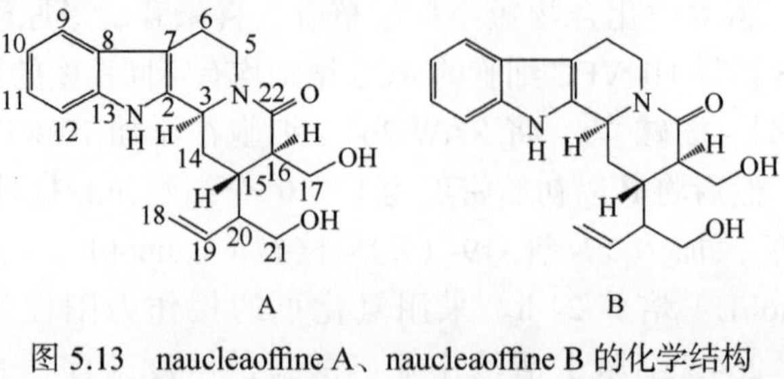

图 5.13　naucleaoffine A、naucleaoffine B 的化学结构

通过测定 naucleaoffine A、naucleaoffine B 对 LPS 诱导产生 NO 的抑制活性，来判断

其是否具有抗炎作用。结果表明 naucleaoffine A、naucleaoffine B 均能够显著抑制 NO 的产生，具有抗炎活性，且在给药浓度下没有细胞毒性（细胞活力＞90%）。

6. angustuline[67]　将 RAW 264.7 细胞接种于 96 孔板，培养 1 h 后分别设置空白组、LPS 组、angustuline 给药组（3 μmol/L、10 μmol/L、30 μmol/L、100 μmol/L）。培养 24 h 后吸取上清液 100 μL 至酶标板中，加入等体积的 Griess 试剂 A 和试剂 B 各 50 μL，室温下反应 10 min 后在 540 nm 处测定吸光度。用不同浓度的 $NaNO_2$ 绘制标准曲线，计算细胞培养上清液中 NO_2^- 的浓度，并计算抑制率。同时，利用 Western blot 实验方法，考察 angustuline 对 iNOS 表达的影响，Western blot 实验结果见图 5.14。

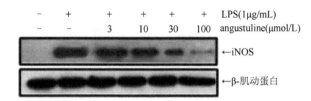

图 5.14　angustuline 对 LPS 诱导的 iNOS 高表达的抑制作用

实验发现，NO 很不稳定，可迅速代谢，主要以 NO_2^- 形式存在于细胞培养上清液中。通过检测 NO_2^- 的浓度，可以反映 NO 的释放量。angustuline 在 10 ~ 100 μmol/L 浓度范围内可显著抑制 LPS 诱导 RAW 264.7 细胞释放 NO，且呈明显的剂量依赖关系。采用 Western blot 法检测 iNOS 的表达水平时发现，空白组几乎不表达 iNOS，经 1 μg/mL LPS 刺激 24 h 后，iNOS 的表达水平显著升高（$P < 0.01$）。而浓度为 10 ~ 100 μmol/L 的 angustuline 可显著抑制 LPS 诱导 iNOS 高表达（$P < 0.01$），且呈良好的剂量依赖关系，表明胆木中 angustuline 化合物具有一定的抗炎作用。

7. 3b, 19a, 23, 24-tetrahydroxyurs-12-en-28-oic acid 和 2b, 3b, 19a, 24-tetrahydroxyurs-12-en-28-oic acid[68]　用 LPS（1 μg/mL）诱导 RAW 264.7 细胞，并用胆木中的 2 个化合物 3b, 19a, 23, 24-tetrahydroxyurs-12-en-28-oic acid 和 2b, 3b, 19a, 24-tetrahydroxyurs-12-en-28-oic acid 孵育细胞 24 h 进行干预。通过 Griess 反应测定 100 μL 培养基上清液样品。向每个孔中添加 Griess 试剂。10 min 后，使用微孔板读取器在 540 nm 处对反应产物进行比色定量；用 MTT 法测定细胞毒性；通过比较样品处理细胞和未处理细胞的吸光度来计算抑制百分比。用于细胞毒性实验的 LPS 浓度为 0.29 ~ 3.96 μmol/L。2 种化合物的化学结构见图 5.15。

巨噬细胞在炎症及宿主抵抗细菌和病毒感染的防御机制中起主要作用。在急慢性炎症过程中，NO 的过量产生可能对宿主细胞和组织造成严重损伤。一氧化氮合酶诱导的过量 NO 的生成引起了人们的关注。实验结果表明 2 种化合物和氢化可的松（阳性对照）均对 LPS 诱导的 NO 产生具有抑制作用。且 3b, 19a, 23, 24-tetrahydroxyurs-12-en-28-oic acid 对 NO 的产生具有显著的

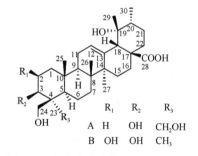

图 5.15　胆木中化合物 3b, 19a, 23, 24-tetrahydroxyurs-12-en-28-oic acid（A）和 2b, 3b, 19a, 24-tetrahydroxyurs -12-en-28-oic acid（B）的化学结构

抑制作用（IC_{50} 值为 4.8 μmol/L）。2b, 3b, 19a, 24-tetrahydroxyurs-12-en-28-oic acid 的抑制活性较弱，IC_{50} 值为 26.2 μmol/L。2 种化合物均无细胞毒性（细胞活力为 90%）。

（二）促进血管内皮细胞增殖

血管内皮生长因子（VEGFA）和细胞外信号调节蛋白激酶（p-ERK）在内皮细胞增殖过程中具有重要的调节作用。利用 Western blot 法检测胆木中化学成分胆木碱 H、异长春花苷内酰胺、短小蛇根草苷、喜果苷和牛眼马钱托林碱对 VEGFA 和 p-ERK 表达的影响[69]。结果显示，与对照组相比，胆木碱 H、异长春花苷内酰胺和短小蛇根草苷能够显著促进 HUVEC 增殖，而牛眼马钱托林碱和喜果苷对 HUVEC 无明显影响。Western blot 结果表明，与对照组相比，经胆木碱 H、异长春花苷内酰胺和短小蛇根草苷处理的 HUVEC VEGFA 和 p-ERK 的表达均较高，说明胆木碱 H、异长春花苷内酰胺和短小蛇根草苷可能是通过上调 HUVEC 中 VEGFA 和 p-ERK 的表达，从而促进 HUVEC 的增殖。

（三）抗病毒活性

1. naucleaoffine A、naucleaoffine B、乌檀酰胺 A、乌檀费丁碱、3, 14-dihydroangustine、3, 14, 18, 19-tetrahydroangustine、狭花马钱碱和乌檀亭碱　利用 MTT 法检测 8 种化合物对 C8166 细胞（人 T 细胞白血病细胞）的细胞毒性，并通过 HIV-1 细胞病变抑制试验（EC_{50}）检测其抗 HIV-1 活性。将细胞每组 3 份接种在微量滴定板上，给予不同浓度的药物（naucleaoffine A、naucleaoffine B、乌檀酰胺 A、乌檀费丁碱、3, 14-dihydroangustine、3, 14, 18, 19-tetrahydroangustine、狭花马钱碱、乌檀亭碱），于 5%CO_2、37℃条件下孵育 3 天。向每个孔中添加 20 μL MTT 试剂（在 PBS 中终浓度为 5 mg/mL），然后在 37℃下孵育 4 h，再添加 50%DMF-20%SDS（100 μL）。甲䐶完全溶解后，在 Bio-TekELx 800 ELISA 读数器上以 595 nm/630 nm（$A_{595/630}$）读数。从剂量 – 反应曲线计算出导致活细胞减少 50% 的细胞毒性浓度（CC_{50}）。给予 100 μL 不同浓度的药物后，C8166 细胞以 0.06 的感染倍数（M.O.I）感染 HIV-1 Ⅲ B。每个孔的最终体积为 200 μL。将 HIV-1 Ⅲ B 感染和未感染的培养物进行对照分析，以 3'-叠氮 -3'-脱氧胸苷（AZT）作为阳性对照。培养 3 天后，通过计数合胞体（多核巨细胞）的数量来测定致细胞病变效应（CPE）。计算合胞体形成的抑制百分数，并计算 50% 有效浓度（EC_{50}）。由 CC_{50}/EC_{50} 之比计算治疗指数（TI）[8]。结果显示 8 个化合物的 EC_{50} 值分别为 0.06 μmol/L、0.23 μmol/L、0.48 μmol/L、0.39 μmol/L、0.28 μmol/L、0.72 μmol/L、0.89 μmol/L 和 2.08 μmol/L，均表现出了显著的抗 HIV-1 活性。

2. 异长春花苷内酰胺[70]

（1）体外抗流感病毒实验：将犬肾传代细胞（MDCK 细胞）接种到 96 孔细胞培养板上，每孔 0.1 mL，待细胞长成单层后弃去上清液，加入 150 μL 流感病毒液（约 100 $TCID_{50}$），吸附 1 h，用 PBS 液洗去未吸附的病毒。加入含有不同浓度异长春花苷内酰胺的维持液，同时设细胞空白对照组、病毒对照组及阳性对照组。每孔 100 μL，每个浓度 4 个复孔。于 5% CO_2、37℃条件下培养，当病毒对照组的细胞病变达到 4+ 时，每孔加入 MTT 溶液（5 g/L）20 μL，37℃继续孵育 4 h，终止培养，小心吸去孔内培养上清液，每孔加入 150 μL DMSO，振荡 10 min，使结晶物充分溶解。选择 450 nm 波长，在酶联检测仪上测定各孔吸光度值，计算 IC_{50}。

（2）体内抗甲型流感病毒实验：取 ICR 小鼠 50 只，体重 13 ～ 16 g，雌雄各半，按体重随机分为 5 组，每组 10 只。①正常组，等量生理盐水；②模型组，等量生理盐水；③热毒宁组，生药剂量 8.7 g/kg；④异长春花苷内酰胺低剂量组，20 mg/kg；⑤异长春花苷内酰胺高剂量组，40 mg/kg。以上各组静脉注射给药，20 ml/kg，每天 1 次，连续 5 天。于给药第 1 天，各组小鼠（除正常组外）在乙醚浅麻醉下，以病毒尿囊液滴鼻感染小鼠，每鼠 30 μL（15 个 LD_{50} 攻击量）。继续给药 4 天，实验前禁食不禁水，实验当天各组小鼠称重，脱颈处死，解剖，观察肺部病变，取全肺称重，按公式计算各鼠肺指数与肺指数抑制率；并取肺组织用 10% 甲醛溶液固定，做病理组织学检查。肺指数 = 小鼠肺质量（g）/小鼠体重（g）×10；肺指数抑制率 =（模型组平均肺指数 – 给药组平均肺指数）/ 模型组平均肺指数 ×100%。

体外抗流感病毒实验表明，在 MDCK 细胞的无毒浓度下进行实验时，异长春花苷内酰胺对甲型与乙型流感病毒均产生了一定的抑制作用。体内抗甲型流感病毒实验结果显示，异长春花苷内酰胺高剂量组对甲型流感病毒感染小鼠所致的肺指数升高具有显著抑制作用（$P < 0.01$）；病理学检查显示，模型组小鼠肺组织均呈重度支气管炎、重度支气管肺炎、重度间质性肺炎及肺泡炎，有明显的脓肿形成。病变支气管壁及其周围肺组织结构不清，破坏明显，有多量淋巴细胞、巨噬细胞和大量中性粒细胞浸润；阳性对照热毒宁组肺组织病变为轻度至中度支气管炎、轻度至中度支气管肺炎、轻度间质性肺炎；异长春花苷内酰胺低剂量组肺泡炎症病变消退比较明显，肺组织病变以轻度至中度支气管炎、轻度至中度支气管肺炎及轻度间质性肺炎为主；异长春花苷内酰胺高剂量组肺脓肿基本消退，肺泡炎症病变消退亦比较明显，肺组织病变以轻度至中度支气管炎、轻度支气管肺炎、轻度间质性肺炎为主。上述结果提示，异长春花苷内酰胺具有改善甲型流感病毒所致肺部感染性病变的作用，其中异长春花苷内酰胺高剂量组效果较为显著。

（四）抗菌活性

1. 异长春花苷内酰胺的体外抗菌实验

（1）试管法：取 18 h 培养的各菌株营养肉汤培养物。用营养肉汤稀释为 10^6 CFU/mL 的菌液，用于实验。取灭菌试管 11 支，每管加入营养肉汤液体培养基 1 mL，取灭菌的异长春花苷内酰胺药液（20 g/L，生理盐水溶解）1 mL，加入第 1 管中，混匀后取 1 mL 至第 2 管，依次稀释。第 10 管吸出弃去，第 11 管不加药液作为对照。每管加入菌液 1 mL，37℃培养 20 h，取出观察，计算各受试菌的 MIC。

（2）平皿法：将肉汤琼脂培养基熔化后倾注入平皿制备平板，待其凝固。用无菌注射器吸取 0.1 mL 含菌量为 10^6 CFU/mL 的实验菌，均匀涂布于琼脂平板上。其后用 6 mm 无菌钢管打孔，注入异长春花苷内酰胺药液（10 g/L，生理盐水溶解）0.1 mL。37℃孵育 20 h 后用直尺测量每个抑菌圈直径。实验设立阴性对照（只有药物不接种细菌）和阳性对照（没有药物只接种细菌）。

2. 异长春花苷内酰胺的体内抗菌实验　取 ICR 小鼠 100 只，体重 18 ～ 22 g，雌雄各半，按体重随机分为 5 组，每组 20 只。①正常组，等量生理盐水；②模型组，等量生理盐水；③异长春花苷内酰胺低剂量组，20 mg/kg；④异长春花苷内酰胺高剂量组，40 mg/kg；⑤热毒宁组，生药剂量 8.7 g/kg。以上各组均静脉注射给药，20 mL/kg，每天 1 次，连续 7 天，第 7 天给药后 1 h，除正常组外，各组小鼠均静脉注射金黄色葡萄球菌（或肺炎双球菌）菌液，每只 0.5 mL。观察各组小鼠注入菌液后 7 天内死亡情况，比较组间差异，计算存活率。

体外抗菌实验试管法结果显示，异长春花苷内酰胺对标准大肠杆菌、肺炎克雷伯菌、不动杆菌、乙型溶血性链球菌、表皮葡萄球菌、肺炎双球菌、产气杆菌均具有一定的抑制作用，MIC 均为 5 g/L；平皿法结果显示，质量浓度为 10 g/L 时，异长春花苷内酰胺对肺炎双球菌、标准大肠杆菌、金黄色葡萄球菌、不动杆菌、变形杆菌具有不同程度的抑制作用，其中对标准大肠杆菌及肺炎双球菌的作用较强。体内抗菌实验结果显示，异长春花苷内酰胺在 40 mg/kg 时对金黄色葡萄球菌或肺炎双球菌感染的小鼠均有明显保护作用，可显著提高小鼠的存活率，与模型组比较有显著差异[70]。

（五）治疗阿尔茨海默病

将 140 μL 的 0.1 mol/L 磷酸钠缓冲液（pH 8.0）添加到 96 孔板中，然后每孔分别加入 20 μL 乌檀亭碱、安枯斯特定碱、乌檀费碱、naucline、牛眼马钱托林碱、哈尔满碱、3，14-二氢牛眼马钱托林碱、异长春花苷内酰胺、短小蛇根草苷和 20 μL 的 0.09U/mL 乙酰胆碱酯酶（AChE）。在室温下孵育 15 min 后，每孔加入 10 μL DTNB 溶液（10 mmol/L），然后加入 10 μL ATCI 溶液（14 mmol/L）。引发酶促反应后，在 30 min 内使用 Tecan Infinite 200 Pro 微孔板光谱仪在 412 nm 下测量有色最终产物的吸光度。通过减去各自空白样品的吸光度来校正测试样品的吸光度。

丁酰胆碱酯酶（BChE）抑制实验操作步骤相同，以丁酰胆碱酯酶和 S-丁酰硫代氯化胆碱为底物，以毒扁豆碱为对照品。样品和毒扁豆碱在 DMSO 中以 1 mg/mL 的初始浓度制备，最终反应混合物中 DMSO 的浓度为 1%。初始胆碱酯酶抑制活性在 50 μg/mL 时进行评估。对抑制率超过 50% 的化合物进一步评估，以确定其 IC_{50}。每组 5 个浓度（50.0 μmol/L、25.0 μmol/L、12.5 μmol/L、6.25 μmol/L 和 3.125 μmol/L）用于确定 IC_{50} 值。

丁酰胆碱酯酶抑制作用的动力学研究通过构建 Lineweaver-Burk 图来确定；在不存在和存在两种不同浓度抑制剂（33.2 μmol/L 和 66.4 μmol/L）的情况下，在不同浓度的底物 S-丁基硫代氯化胆碱（S，1.75 ～ 14.00 mmol/L）条件下，得到 $1/V$ 与 $1/[S]$ 的关系图。Ki 值是根据 Lineweaver-Burk 图的斜率与抑制剂浓度的比值估计的，结果见图 5.16。

除短小蛇根草苷外，其他 9 种化合物对丁酰胆碱酯酶均有或强或弱的抑制作用，IC_{50} 值为 1.02 ～ 168.55 μmol/L；安枯斯特定碱和牛眼马钱托林碱对乙酰胆碱酯酶有中等到弱的抑制作用，IC_{50} 值为 21.71 ～ 261.89 μmol/L。说明 9 种化合物均具有治疗阿尔茨海默病的前景。对其中最有效的抑制剂安枯斯特定碱进行酶动力学研究。针对丁酰胆碱酯酶构建的 Lineweaver-Burk 图分析表明，混合抑制作用的抑制常数（Ki）值为 6.12 μmol/L[71]。

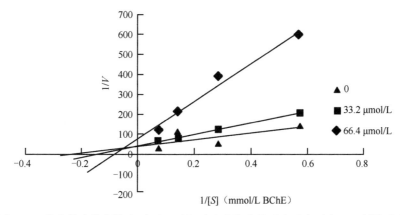

图 5.16　化合物安枯斯特定碱对丁酰胆碱酯酶的酶促反应（米氏方程双倒数法）

注：V 为酶促反应的速度；S 为 S-丁基硫代氯化胆碱

第四节　胆木的质量研究

中药作为中华民族传统文化的重要组成部分，经历了几千年的不断实践、总结和精炼，形成了独立的理论学科和独特的应用方式。当前，中药的质量标准研究内容已经从传统中药饮片的外观、水分、性味等方面，发展为指标成分的含量测定和化学定性鉴别。然而，由于中药本身的特点、人们传统用药的习惯性及科学技术发展的局限性，被称为中华民族传统医药产业基石的中药质量标准水平一直无法满足现代中药产业的实际发展要求，用药安全性、有效性、质量可控性依然不容乐观[72]。中药化学成分的复杂性和多样性是长期以来阻碍质量标准研究的难题之一。当前新技术还在不断开发研究中，相信随着科技的进步和国内外学者的不懈探索研究，新的分析技术方法在中医药发展中的应用也会越来越广，从而不断提升完善中药质量标准[73]。

胆木是我国海南黎族的民间常用药之一，为热带特有的速生木本药材，常以茎干及根入药，初期收载于《常用中草药手册》和《全国中草药汇编》等书籍，后《中国药典》（1977 年版，第一部）、《黎族医药》和《海南省中药材标准》均有收载。近年来，关于胆木的研究日渐增多，主要集中在胆木化学成分分离鉴定和药理作用等方面，而其物质基础及质量控制研究仍有待深入。中药的生产过程中，制剂工艺处理方法等会影响其物质基础，使药材中与临床疾病防治相关的物质种类或含量发生变化。从药材到成品制剂的过程中，各个生产环节和因素的改变都可能影响中药物质基础，从而影响其药效。为解决中药作用不明确、质量控制难的关键性问题，下文结合张俊清课题组对胆木药材和胆木浸膏制剂的相关研究及文献报道，详细阐述胆木浸膏糖浆、胆木注射液及胆木叶药材等的质量标准相关研究进展，为建立有效可靠、科学合理的质量控制方法提供参考，以期促进胆木民族药的发展。

一、胆木的成分分析研究

姜燕等[74]采用薄层色谱法对比胆木饮片和胆木注射液、胆木浸膏片、胆木浸膏糖浆不同制剂的组分在同一展开剂下的薄层斑点，比较不同组别化学成分的区别。该法快捷、简便，结果准确，薄层斑点分离清晰，易于观察。通过实验比较发现胆木饮片与胆木浸膏片、胆木浸膏糖浆薄层色谱斑点基本相同，而与胆木注射液有所不同。胆木注射液少了 3 个斑点，说明胆木制成注射液后，组分大大减少了。

朱粉霞[75, 76]课题组利用高效液相色谱法（HPLC）、超高效液相色谱法（UPLC）对胆木药材及其注射液的成分进行了较为系统的研究，发现胆木中的有机小分子化合物主要由有机酚酸类和生物碱苷类成分组成，因此，首先建立了同时测定胆木药材和注射液中原儿茶酸、短小蛇根草苷、3- 表短小蛇根草苷及异长春花苷内酰胺的方法。流动相为乙腈 -0.05% 甲酸水溶液，检测波长为 258 nm（原儿茶酸），243 nm（短小蛇根草苷、3- 表短小蛇根草苷），226 nm（异长春花苷内酰胺）；体积流量为 1 mL/min；柱温为 30℃。结果显示，原儿茶酸、短小蛇根草苷、3- 表短小蛇根草苷和异长春花苷内酰胺分别在 0.966 ～ 154.56 µg/mL、0.944 ～ 151.04 µg/mL、0.954 ～ 152.64 µg/mL 和 0.916 ～ 146.56 µg/mL 具有良好的线性关系（R^2=0.9998）。随后，该课题组选择了具有一定抗炎抗菌作用的酚酸类化合物作为质量控制指标进行定量测定，建立了胆木注射液中 4 个有机酚酸类成分——原儿茶酸、新绿原酸、绿原酸和隐绿原酸的测定方法。流动相为甲醇 -0.1% 乙酸水溶液，检测波长为 260 nm（原儿茶酸）和 325 nm（新绿原酸、绿原酸和隐绿原酸），体积流量为 0.4 mL/min，柱温为 35℃。原儿茶酸、新绿原酸、绿原酸和隐绿原酸分别在 3.984 ～ 159.400 µg/mL、1.440 ～ 57.600 µg/mL、1.204 ～ 48.160 µg/mL、1.056 ～ 42.240 µg/mL 具有良好的线性关系。为了更全面地对胆木药材的质量进行控制，建立了同时测定胆木药材中 6 种主要成分——原儿茶酸、绿原酸、短小蛇根草苷、3- 表短小蛇根草苷、异长春花苷内酰胺和喜果苷含量的方法，乙腈 -0.1% 甲酸为流动相，流速为 0.4 mL/min，进样量为 2 µL，柱温为 40℃。结果表明 UPLC 分离效果及重复性好，且快速、准确，可用于分析胆木药材及其制剂中活性成分的质量[77]。

HPLC 指纹图谱是控制胆木药材及其制剂质量的有效方法。刘欢等[78]建立了胆木浸膏糖浆的 HPLC 指纹图谱，并同时测定其中 9 种成分的含量。流动相为乙腈 -0.1% 磷酸溶液（梯度洗脱），流速为 1.0 mL/min，检测波长为 240 nm，柱温为 30℃，进样量为 10 µL。以异长春花苷内酰胺为参照，绘制 20 批胆木浸膏糖浆的 HPLC 图谱，根据《中药色谱指纹图谱相似度评价系统》（2004A 版）进行相似度评价，确定共有峰，并通过标准曲线法测定 9 种成分的含量。20 批胆木浸膏糖浆的 HPLC 图谱有 26 个共有峰，相似度均大于 0.98，通过与混合对照品比对，辨认 9 种化学成分，分别为原儿茶酸、新绿原酸、马钱苷酸、绿原酸、隐绿原酸、獐牙菜苷、短小蛇根草苷、异长春花苷内酰胺和喜果苷。所建立的胆木浸膏糖浆 HPLC 指纹图谱和定量测定方法分析准确度高、专属性强、灵敏度高，可以为胆木浸膏糖浆的质量控制提供参考。Li 等[79]采用 HPLC 串联二极管阵列检测技术，在 250 nm 处建立胆木胶囊和胆木糖浆 2 种不同制剂的指纹图谱，全面考察制备工艺的稳定性。采用高效液相色谱 – 四极杆 – 飞行时间质谱（HPLC-Q-TOF-MS）对胆木制剂中的化学成分进行分离鉴定。7 种主要成分在 250 nm、326 nm 双波长下同时测定。HPLC 指纹图谱相似度评价结果表明，25 批胆木制剂的相似度值均大于 0.993。根据保留时间和 MS/MS 片段模式，初步鉴定或鉴定了 23 个化合物，其中有 10 个生物碱类、6 个酚酸类、2 个环烯醚萜类和 5 个未知化合物。结果表明，所建立的测定方法具有良好的线性、精密度、重复性、稳定性和回收率。胆木胶囊和胆木糖浆中甾醇类生物碱含量最高，酚酸中原儿茶酸含量最高。建立的指纹图谱定性分析方法可使其制备过程标准化，并保持均匀性和稳定性。同时，该研究的定量分析方法可作为制剂的准确分析方法。

二、胆木的质量标准提高研究

（一）胆木药材的质量标准提高研究

在 1977 年版《中国药典》中，关于胆木的质量标准仅采用简单的化学反应鉴别法鉴别胆木药材中的生物碱成分，结果并不真实可靠。而 2008 年版《海南省中药材标准》在此基础上，增加了显微鉴别、薄层鉴别（以异长春花苷内酰胺作为对照），用 HPLC 法测定胆木药材中的异长春花苷内酰胺的含量[80]，并且增加了水分、总灰分和浸出物检查，自此，胆木的质量标准研究有了突破性发展。但随着科学技术水平的不断提高，发现胆木中的生物碱类不能反映药材的整体活性，酚酸类被证实也是胆木药材的活性成分之一，因此越来越多的研究采用多成分或多组分的检测方法测定胆木中的活性成分。王静静等[75]采用 HPLC 法测定胆木药材中原儿茶酸、短小蛇根草苷、3- 表短小蛇根草苷、异长春花苷内酰胺的含量；陈家全等[77]建立了胆木药材中原儿茶酸、绿原酸、短小蛇根草苷、3- 表短小蛇根、异长春花苷内酰胺和喜果苷同时测定的 UPLC 方法，为胆木药材的质量控制方法提供了新的参考，但这在实验室中并不符合简单、快速和低成本的要求。胆木的主要化学成分为生物碱类和酚酸类，收录的质量标准却仅以异长春花苷内酰胺作为单一指标，不能充分反映胆木药材的品质。因此，张俊清课题组进一步对胆木的质量标准提高进行研究，为胆木药材的质量稳定、可控建立标准，具体见附录 1。

（二）胆木浸膏糖浆的质量标准提高研究

目前市场出售的胆木制剂有胆木注射液、胆木浸膏片、胆木浸膏胶囊和胆木浸膏糖浆等中药制剂。虽各制剂均由胆木中药制剂所得，且其生物活性相似，但其临床应用略有不同。目前对于胆木制剂的临床应用研究较多为胆木注射液和胆木浸膏糖浆，胆木注射液临床常用于治疗泌尿系统感染、急性上呼吸道感染、结膜炎和腮腺炎等疾病[81, 82]，胆木浸膏糖浆临床用于治疗上呼吸道感染、下呼吸道感染、急性扁桃体炎、咽喉炎、中耳炎、牙龈炎、流行性感冒、普通感冒、支气管炎等疾病[29, 47, 49, 82]。胆木浸膏片和胆木浸膏胶囊的临床应用研究较少，目前仅有研究表明胆木浸膏片临床用于治疗上呼吸道感染[83]，与西药合用可治疗囊肿型痤疮[84]。为了有效控制胆木浸膏糖浆的质量，张俊清课题组建立了以薄层色谱法定性鉴别胆木浸膏糖浆和以高效液相色谱法测定胆木中异长春花苷内酰胺和绿原酸含量的质量标准，为胆木浸膏糖浆的质量控制提供新参考[85]。

国内外研究表明，胆木化学成分主要为生物碱、五环三萜及其皂苷类、酚酸类和黄酮类等化合物[4, 14-16, 85]。生物碱是胆木的主要活性成分，其中代表性成分是异长春花苷内酰胺和喜果苷，异长春花苷内酰胺生物活性较高，具有解热、镇痛、抗炎、抗菌、抗病毒等作用[4, 86]。乌檀属植物均含有异长春花苷内酰胺，而且其含量较高。因此，异长春花苷内酰胺常被作为乌檀属植物的提取质量标准指标。此外，酚酸类化合物也是胆木的重要活性成分，绿原酸是胆木中代表性的酚酸类化合物，是众多天然药物的主要活性成分之一。绿原酸具有较好的抗氧化、抗炎和抗菌等生物活性，还具有保肝利胆、抗病毒、解痉等作用[87, 88]，是胆木发挥临床疗效的重要药效成分之一。鉴于以上原因，张俊清课题组以异长春花苷内酰胺、绿原酸含量为指标对胆木浸膏糖浆的质量进行定量控制，具体见附录2。

研究者建立了胆木浸膏糖浆的薄层色谱鉴定法，并对此方法用于胆木浸膏糖浆鉴定的专属性、重复性、耐用性进行了考察。该方法荧光斑点清晰，异长春花苷内酰胺成分分离度较好，其专属性、重现性、耐用性良好。采用高效液相色谱法对胆木中的重要活性成分异长春花苷内酰胺和绿原酸进行含量测定，异长春花苷内酰胺在 100 ～ 300 μg/mL 范围内线性关系良好（R^2=0.9997），平均回收率为 99.1%，相对标准差（RSD）为 1.16%（n=9）；绿原酸在 6.7 ～ 20.2 μg/mL 范围内线性关系良好（R^2=0.9991），平均回收率为 99.9%，RSD 为 1.10%（n=9）。此外，该方法的专属性、精密度、稳定性、重复度和回收率良好，均符合要求。

目前的胆木浸膏糖浆质量标准控制操作步骤简单且结果准确，有利于实验室与企业进行质量分析，这为胆木浸膏糖浆的质量控制提供了新参考。

第五节　胆木的药代动力学研究

中药的成分不仅复杂，而且多数成分的含量较低，尤其进入血液的成分，浓度可能会更低，同时一些内源性物质也会干扰中药成分的鉴定，因此进行药物的药代动力学研究十分必要。胆木的药代动力学研究相关文献较少，只有胆木注射液及胆木活性成分异长春花苷内酰胺、短小蛇根草苷药代动力学方面的初步研究。

杜迎翔等[89]建立了胆木注射液体内外样品的高灵敏度、高分辨率的超高效液相色谱－四极杆－飞行时间质谱/质谱（UPLC-Q-TOF-MS/MS）分析方法，利用提取离子流图能够从复杂的背景中辨认源峰，并获得高精度的碎片离子信息。通过对比胆木注射液、含药血浆及空白血浆的质谱图，对入血成分进行快速识别确证。胆木注射液肌内注射给药后，于不同时间点采血，对大鼠血中移行成分在体内的动态变化过程进行了初步探索。通过比较空白血浆与含药血浆样品紫外光谱图发现，给药后 5 min 大鼠血浆中即有原型成分出现，说明肌内注射给药方式下药物入血迅速，发挥作用也快。从胆木注射液体内的动态变化图谱可以看到，给药 5 min 时各成分浓度已达到较高水平，随着时间的推移，短时间内浓度略有增高，随后开始逐渐下降。以胆木注射液 11 个化学成分为参照，从大鼠血浆中鉴定了 8 个原型入血成分，分别是 naucleamide A-10-O-β-D-glucopyranoside、短小蛇根草苷、3-表短小蛇根草苷、3α, 5α-tetrahydrodeoxycordifoline lactam、naucleoxoside A、naucleoxoside B、异长春花苷内酰胺、喜果苷。这 8 个入血成分均为生物碱类成分，提示生物碱是胆木注射液可能的活性物质。胆木注射液给药方式为肌内注射，活性物质通过组织液经毛细血管网进入血液循环，相对于口服给药吸收更好、作用更快，大多数成分都能以原型入血，而原儿茶酸、獐牙菜苷及 naucleamide G 成分可能是由于含量较低，也可能是由于不以原型入血或者很快被代谢掉，所以未能检测到。该研究初步完成对胆木注射液的入血成分研究，但是仅考察了 2 h 内的原型入血成分，而某些代谢产物或者是给药后应激反应产生的内源性物质也有可能是发挥疗效的物质基础，还有待进一步研究。

现代药理学研究已经表明胆木具有多种生物活性，但是其多种生物活性成分的体内综合代谢机制尚不清楚。Zhu 等[90]对胆木的多成分药代动力学进行了系统的研究，建立了超高效液相色谱 – 四极杆 – 飞行时间质谱（UPLC-Q-TOF-MS）法并结合 Metabo Lynx 软件对 SD 大鼠口服胆木提取物后血浆中的化学成分及代谢产物进行了鉴定。19 min 内从大鼠的血浆、粪便、尿液和胆汁中检测出 40 多个化学成分，包括生物碱 18 个、酚酸和环烯醚萜类化合物 7 个；代谢产物 22 个，其中从血浆、粪便、尿液和胆汁中分别鉴定出 3 个、9 个、6 个和 4 个代谢产物。同时，根据代谢产物的鉴定结果，推测出胆木可能的生物代谢途径，即胆木在体内主要的代谢途径为羟基化（母体化合物去糖基化产物的羟基化、母体化合物的羟基化）和脱氢产物乙酰化。其中，羟基化被认为是主要的代谢过程。对胆木多成分的药代动力学研究有助于了解胆木的体内外物质基础，为人体临床试验提供必要的数据和信息。

异长春花苷内酰胺是胆木中含量较高且活性较好的有效成分，胡欣[91]采用液相色谱串联质谱（LC-MS/MS）法，对胆木活性成分异长春花苷内酰胺的药代动力学进行了初步研究。实验结果表明，以 100 mg/kg 的剂量灌胃给药后，大鼠的血浆药物浓度在 0.51 ～ 7.24 µg/L，平均 C_{max} 为（3.25 ± 1.84）µg/L，T_{max} 为（0.94 ± 0.42）h，$t_{1/2}$ 为（3.44 ± 1.98）h，$AUC_{0 \rightarrow t}$ 为（8.42 ± 4.85）µg/（L·h），$AUC_{0 \rightarrow \infty}$ 为（11.31 ± 5.27）µg/（L·h）。表明异长春花苷内酰胺口服吸收较差，提示在今后的口服制剂研究中应注意处方组成和工艺研究，提高本品的生物利用度。该方法学建立结合了科技部药物关键技术平台研究，制定了药代动力学、生物利用度、生物等效性研究方法学的标准操作规程。

喹啉酮类生物碱短小蛇根草苷为胆木的主要成分之一，是胆木药材及其制剂质量控制的指标性成分[92, 93]。短小蛇根草苷在大鼠体内主要为 I 相代谢产物，易水解脱去糖苷，同时还易发生还原反应。胆木的两种制剂即胆木注射液和胆木浸膏片中的短小蛇根草苷均能以原型成分入血，但是吸收较差[89]。陈家全等[94]以 UPLC-Q-TOF-MS 法研究短小蛇根草苷在大鼠体内的代谢产物，并利用 Metabo Lynx 软件分析处理，根据原型成分质谱裂解机制及代谢产物具有相似母核的结构特征，对代谢产物结构进行鉴定。在大鼠粪便、尿液、胆汁中均发现了短小蛇根草苷的原型成分。短小蛇根草苷在尿液中主要以原型形式存在，另外鉴定了 1 个加氢还原代谢产物；在粪便中，除原型成分外，共鉴定了 3 个代谢产物，且在粪便中检测到其苷元类代谢产物，推测苷元可能为短小蛇根草苷在体内吸收的主要形式。而在胆汁中只检测到原型成分，未检测到相关代谢产物。短小蛇根草苷在大鼠尿液、粪便、胆汁中的代谢产物汇总见图 5.17，阐明了短小蛇根草苷在胆汁、尿液、粪便中的主要代谢排泄途径，揭示了其在体内的变化规律。

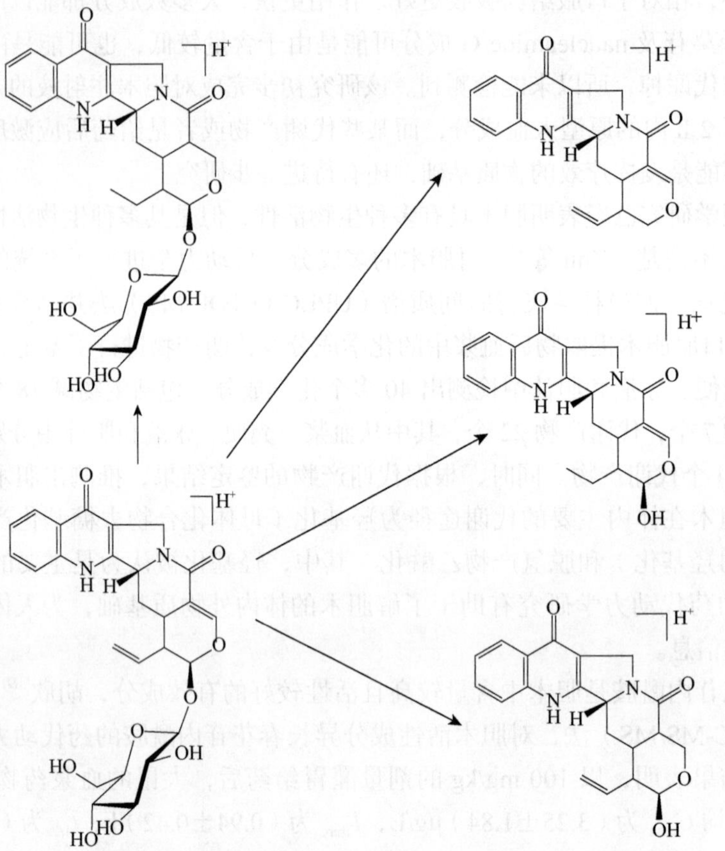

图 5.17　短小蛇根草苷在大鼠尿液、粪便、胆汁中的总代谢产物

　　房卉等[95]采用离体温孵共培养的方法研究大鼠离体肠道菌群对短小蛇根草苷的代谢转化规律，采用 HPLC-Q-TOF-MS 对代谢产物进行定性鉴别，阐明其在肠道内的代谢转化特征。通过 HPLC 梯度洗脱的方式，实时监测原型和代谢产物的变化，同时结合 LC-MS 鉴定代谢产物。研究发现，在离体条件下，短小蛇根草苷逐渐被代谢为短小蛇根草苷元（M1）、短小蛇根草苷元氢化产物（M2）和短小蛇根草苷苷元碱化产物（M3）等多种代谢产物，大鼠肠道菌群能在 8 h 内将短小蛇根草苷完全水解失去糖基生成苷元，而苷元还能进一步被大鼠肠道菌群代谢，生成 M2 和 M3。并且观察到代谢产物 M1 在 1 h 即出现，随后出现 M2 和 M3，在 8 h 后 M1 逐渐减少，M2、M3 随之增多，推测 M1 转化为 M2 和 M3。同时，根据 HPLC 色谱数据显示，在 t_R=29.78 min、30.63 min、31.51 min、33.36 min 处有 4 个代谢产物，但其结构还未确定，需要进一步的研究。该研究结果符合多数苷类化合物在肠道内的代谢规律，短小蛇根草苷在肠道菌群的作用下生成多种代谢产物，增加了化学多样性，可能导致其整体活性的增强，这与中药多靶点协同作用的观点是一致的[96]。在后续研究中有必要对短小蛇根草苷的原型和代谢产物入血情况及生物活性进一步考察，明确其发挥作用的有效成分，为阐明其体内药效物质基础提供依据。

参 考 文 献

[1] 孙敬勇．胆木和山香圆化学成分及其生物活性研究［D］．济南：山东大学，2008.

[2] 周玲君．常用中药抗病毒注射液的不良反应［J］．内蒙古中医药，2010，（7）：60-62.

[3] 国家中医药管理局《中华本草》编委会．中华本草．第6卷．上海：上海科学技术出版社，1999：456，457.

[4] 马雅銮，胡镜清．胆木的研究进展［J］．中华中医药杂志，2017，32（7）：3079-3082.

[5] 林茂，刘欣，于德泉，等．胆木新生物碱胆木碱己的结构测定［J］．药学学报，1985，20（12）：902-905.

[6] Xuan W D，Chen H S，Yuan Z X，et al. Chemical con-stituents of *Nauclea officinalis*［J］. Chin J Nat Med，2005，3（1）：181-183.

[7] 宣伟东，卞俊，陈海生．胆木生物碱成分研究［J］．中草药，2007，38（2）：170-173.

[8] Liu Q L，Chen A，Jiang Z H，et al. A New Indole Alkaloid from the Stems and Leaves of *Nauclea officinalis*［J］. Chin J Org Chem，2018，38（7）：1833.

[9] Fan L，Fan C L，Wang Y，et al. Alkaloids from the leaves of *Nauclea officinalis*［J］. Yao Xue Xue Bao，2010，45（6）：747-751.

[10] 杨新全，陈德力，马国需，等．胆木茎的生物碱类成分研究［J］．中草药，2016，47（17）：2997-3002.

[11] 朱粉霞，王静静，宋捷，等．胆木的化学成分研究［J］．药学学报，2013，48（2）：276-280.

[12] 范龙．胆木叶的化学成分研究［D］．广州：暨南大学，2010.

[13] 宋乐芩．乌檀的化学成分及生物活性研究［D］．济南：济南大学，2019.

[14] 柳庆龙，陈阿红，唐进英，等．胆木枝叶的化学成分研究［J］．中草药，2017，48（1）：52-57.

[15] 陈金梅，廖锦红，高金薇，等．UPLC-Q-TOF-MS/MS 研究胆木药材水提物的化学成分［J］．中国实验方剂学杂志，2018，24（18）：49-56.

[16] 张婧芳．中药乌檀的化学成分研究［J］．海峡药学，2017，29（10）：27-30.

[17] 宣伟东，陈海生，卞俊．胆木茎中一个新的吲哚生物碱苷［J］．药学学报，2006，41（11）：1064-1067.

[18] 陶佳颐．药乌檀化学成分的研究［D］．沈阳：沈阳药科大学，2007.

[19] 宣伟东．中药胆木和云南狗牙花活性成分研究［D］．上海：第二军医大学，2005.

[20] 苏奎，龚敏，周静，等．胆木叶化学成分研究［J］．石河子大学学报，2010，28（6）：757-760.

[21] 李晓菊，毕雪艳，姜艳．2种中药注射液治疗小儿急性上呼吸道感染的疗效观察与成本 - 效果分析［J］．中国药业，2011，20（1）：64，65.

[22] 谢达温，李永辉，赵丽，等．胆木叶化学成分研究［J］．中国中药杂志，2011，36（8）：1037-1039.

[23] 邓世明，汤丽昌，王宁，等．胆木叶的水溶性成分研究［J］．时珍国医国药，2011，22（5）：1110，1111.

[24] Adeoye A O，Waigh R D. Secoiridoid and triterpenic acids from the stems of *Nauclea diderrichii*［J］. Phytochemistry，1983，22（4）：975-978.

[25] Ngnokam D，Ayafor J F，Connolly J D，et al. Nauclefolinine：a new alkaloid from the roots of *Nauclea latifolia*［J］. Bulletin of the Chemical Society of Ethiopia，2003，17（2）：173-176.

[26] 国家中医药管理局《中华本草》编委会．中华本草［M］．上海：上海科学技术出版社，2007.

[27] 刘腾，常艳璐，王斌．胆木浸膏糖浆的药理作用与临床应用研究进展［J］．药品评价，2020，17（16）：14-17.

[28] 刘伟，李含英，张秋月，等．小儿感冒发热患者采用胆木浸膏糖浆治疗疗效观察［J］．中国社区医师，2016，32（27）：100，102.

[29] 黄学晓，张世民，罗旋．胆木浸膏糖浆联合头孢哌酮钠他唑巴坦钠治疗儿童急性扁桃体炎的临床研究［J］．现代药物与临床，2019，34（8）：2407-2409.

[30] 胡青英，廖武堂．胆木浸膏糖浆治疗急性扁桃体炎60例的临床观察［J］．临床医药文献电子杂志，2018，5（23）：52.

[31] 韦炜，何跃，易志强．胆木浸膏糖浆治疗急性扁桃体炎患者临床疗效［J］．中国社区医师，2016，32（33）：107，109.

[32] 吴世畅．胆木浸膏糖浆联合西药治疗小儿急性化脓性扁桃体炎临床疗效［J］．大家健康，2016，10（9）：25.

[33] 梁芳．胆木浸膏糖浆辅助治疗咽喉炎对其临床症状的改善效果分析［J］．内蒙古中医药，2016，35（13）：25.

[34] 李阳阳，王小锐，王春花，等．磷霉素氨丁三醇散联合头孢曲松治疗小儿急性化脓性中耳炎的疗效研究［J］．临床合理用药杂志，2015，8（31）：23，24.

[35] 孟繁田．小儿急性中耳炎采用胆木浸膏糖浆综合治疗疗效分析［J］．大家健康（下旬刊），2016，10（9）：216.

[36] 李栋，刘延彬，丁永清，等．喜炎平联合头孢曲松治疗小儿急性化脓性中耳炎的疗效观察［J］．山西医药杂志，2016，45（3）：335-337.

[37] 刘晖．鼓膜置管术和鼓膜切开术治疗小儿分泌性中耳炎的效果对比［J］．中西医研究，2015，13（2）：95，96.

[38] 杨玉昕．鼻内镜下同步完成腺样体切除及鼓膜置管术治疗小儿分泌性中耳炎临床分析 [J]．中国医学工程，2015，23（4）：13，14，16．

[39] 张成，寇巍，唐新业，等．斜口型鼓膜通气管治疗小儿分泌性中耳炎并发症 [J]．中华耳科学杂志，2014，12（2）：293-295．

[40] 汪宁波，兰春波，张恩琴，等．"T"形管置入配合中药治疗小儿慢性分泌性中耳炎的临床研究 [J]．中国中西医结合耳鼻咽喉科杂志，2014，22（05）：361，362，364．

[41] 梁彬．小儿分泌性中耳炎采用胆木浸膏糖浆治疗效果分析 [J]．医药前沿，2016，6（33）：313，314．

[42] 曾春荣．小儿急性化脓性中耳炎采用胆木浸膏糖浆联合抗生素治疗的效果观察 [J]．中国社区医师，2016，32（27）：103，105．

[43] 四川大学华西第二医院．胆木浸膏糖浆治疗小儿急性上呼吸道感染的上市后再评价 [R]．成都，2019．

[44] 李迎宾．胆木浸膏糖浆治疗下呼吸道感染临床效果观察 [J]．内蒙古中医药，2016，35（15）：9．

[45] 石远滨．小儿急性支气管炎患者采用胆木浸膏糖浆综合治疗效果观察 [J]．医药前沿，2016，6（33）：141，142．

[46] 李丰．胆木浸膏糖浆治疗小儿毛细支气管炎临床效果观察 [J]．中国现代药物应用，2016，10（16）：222，223．

[47] 崔颖．胆木浸膏糖浆治疗小儿病毒性流感患者的疗效分析 [J]．世界最新医学信息文摘，2018，18（42）：118．

[48] 廖凯．胆木浸膏糖浆治疗小儿病毒性感冒临床效果及安全性分析 [J]．中外医学研究，2017，15（1）：18，19．

[49] 徐晓梅，杨志，陈必全．用胆木浸膏糖浆对普通型手足口病患儿进行治疗的效果探讨 [J]．当代医药论丛，2020，18（1）：54-56．

[50] 邱和声，吴涛，廖莉，等．胆木浸膏片联合头孢克肟治疗上呼吸道感染的临床研究 [J]．现代药物与临床，2019，34（4）：1016-1019．

[51] 沈存思，尹庆锋，王蔚，等．6种中药口服液抗炎、镇痛、解热作用比较实验研究 [J]．世界中医药，2016，11（9）：1663-1666．

[52] 符健，邝少轶，曾祥周，等．胆木浸膏片的抗炎作用研究 [J]．海南大学学报（自然科学版），2002，20（1）：54-56，73．

[53] 黄奕江，吴海弟，蔡兴俊，等．胆木注射液对支气管哮喘小鼠肺泡灌洗液炎症细胞的影响 [C]// 中华医学会，中华医学会呼吸病学分会．中华医学会呼吸病学年会——2013第十四次全国呼吸病学学术会议论文汇编，2013：1．

[54] 姜燕，王永艳．阿奇霉素与胆木注射液联合应用对肺炎双球菌作用的研究 [J]．河北医药，2012，34（17）：2584-2585．

[55] Zhai X T，Zhang Z Y，Jiang C H，et al．*Nauclea officinalis* inhibits inflammation in LPS-mediated RAW 264.7 macrophages by suppressing the NF-κB signaling pathway [J]．J Ethnopharmacol，2016，183：159-165．

[56] 蔡兴俊，黄奕江，郑亚妹．胆木提取物对哮喘小鼠肺泡灌洗液中炎性细胞及细胞因子的影响 [J]．中国热带医学，2018，18（5）：427-429．

[57] 高香奇，李诚丛，周星．黎药裸花紫珠与胆木组合的药效学研究 [J]．中国民族民间医药，2017，26（6）：34-38．

[58] 蒋平，李小慧，高群，等．胆木提取液与抗生素配伍对金黄色葡萄球菌的抑制效果 [J]．贵州农业科学，2018，46（11）：79-82．

[59] 徐超，徐晓军，尹庆锋．胆木浸膏提取物体外抗菌活性筛选与药效评价 [J]．中国研究型医院，2018，5（6）：59-63．

[60] 何勇，黄金平，吴荣艳，等．胆木注射液治疗大肠埃希氏菌所致泌尿系统感染观察 [J]．实用中西医结合临床，2012，12（6）：27，28．

[61] 薛欣，袁晓雯，姜楠，等．胆木抗 apoE（-/-）小鼠动脉粥样硬化和非酒精性脂肪性肝病的研究 [J]．中华中医药杂志，2019，34（12）：5893-5897．

[62] Song S Q，Liu P，Wang L U，et al．In vitro anti-inflammatory activities of naucleoffieine H as a natural alkaloid from *Nauclea officinalis* Pierrc ex Pitard，through inhibition of the iNOSpathway in LPS-activated RAW 264.7 macrophages [J]．Nat Prod Res，2020，34（18）：2694-2697．

[63] Li D Y，Chen J Q，Ye J Q，et al．Anti-inflammatory effect of the six compounds isolated from *Nauclea officinalis* Pierrc ex Pitard，and molecular mechanism of strictosamide via suppressing the NF-κB and MAPK signaling pathway in LPS-induced RAW 264.7 macrophages [J]．J Ethnopharmacol，2017，196：66-74．

[64] 麦世瑛，王怡然，李永辉，等．胆木化学成分对 HUVEC 细胞活性氧和通透性的影响 [J]．世界中医药，2020，15（1）：47-50．

[65] Song L L，Mu Y L，Zhang H C，et al．A new indole alkaloid with anti-inflammatory from the branches of *Nauclea officinalis* [J]．Nat Prod Res，2020，34（16）：2283-2288．

[66] Liu Y P，Liu Q L，Zhang X L，et al．Bioactive monoterpene indole alkaloids from *Nauclea officinalis* [J]．Bioorg Chem，2019，83：1-5．

[67] 黄桂艳，李琳钰，刘攀，等. 吲哚生物碱 angustuline 对 LPS 诱导 RAW 264. 7 细胞释放 NO 和表达 iNOS 的影响 [J]. 临床医药文献杂志，2019，6（28）：40，42.

[68] Tao J Y，Dai S J，Zhao F，et al. New ursane-type triterpene with NO production suppressing activity from *Nauclea officinalis*[J]. J Asian Nat Prod Res，2012，14（2）：97-104.

[69] Mai S Y，Li Y H，Zhang X G，et al. A new indole alkaloid with HUVEC proliferation activities from *Nauclea officinalis* [J]. Nat Prod Res，2021，35（18）：3049-3055.

[70] 李娜，曹亮，丁岗，等. 异长春花苷内酰胺抗菌、抗病毒作用研究 [J]. 中国实验方剂学杂志，2012，18（15）：170-174.

[71] Liew S Y，Khaw K Y，Murugaiyah V，et al. Natural indole butyrylcholinesterase inhibitors from *Nauclea officinalis*[J]. Phytomedicine，2015，22（1）：45-48.

[72] 王燕，金杨，刘振琪. 中药质量标准研究中存在的问题及建议 [J]. 大理学院学报，2012，11（12）：1-3.

[73] 潘丽，王峥涛，杨莉. 中药质量标准研究的关键科学问题与相关前沿分析技术应用展望 [J]. 上海中医药杂志，2020，54（1）：14-20，36，13.

[74] 姜燕，刘艳丽. 胆木饮片及其三种不同制剂的质量分析研究 [J]. 中国药事，2012，26（4）：368，369.

[75] 王静静，蒋俊，朱粉霞，等. HPLC 法同时测定胆木及其制剂中酚酸和生物碱类成分 [J]. 中成药，2012，34（12）：2326-2330.

[76] 朱粉霞，贾晓斌，李秀峰，等. UPLC 法同时测定胆木注射液中原儿茶酸、新绿原酸、绿原酸和隐绿原酸 [J]. 中草药，2013，44（5）：571-573.

[77] 陈家全，徐光富，王慧，等. UPLC 法同时测定胆木中 6 种成分的含量 [J]. 中国药科大学学报，2014，45（4）：434-437.

[78] 刘欢，于鑫森，王月，等. 胆木浸膏糖浆的 HPLC 指纹图谱研究和 9 种成分的含量测定 [J]. 中国药房，2019，30（14）：1940-1945.

[79] Li N X，Zhang J J，Zhang Y，et al. Chromatographic fingerprints analysis and determination of seven components in Danmu preparations by HPLC-DAD/QTOF-MS [J]. Chin Med，2020，15：19.

[80] 张俊清，毛彩霓，杨卫丽，等. 胆木不同部位异长春花苷内酰胺的含量研究 [J]. 药物分析杂志，2008，28（10）：1654-1657.

[81] 姜燕，刘艳丽，吕恂琪，等. 胆木及其制剂的研究现状 [J]. 中国药师，2012，15（8）：1196-1198.

[82] 王月，廖锦红，孙立新. 胆木及其制剂研究进展 [J]. 亚太传统医药，2018，14（8）：80-84.

[83] 邱和声，吴涛，廖莉，等. 胆木浸膏片联合头孢克肟治疗上呼吸道感染的临床研究 [J]. 现代药物与临床，2019，34（4）：1016-1019.

[84] 李伟，朱东来，李光辉，等. 中西医结合治疗囊肿型痤疮临床疗效观察 [J]. 河北医药，2015，（23）：3605-3607.

[85] 李湘怡，周明艳，谢振蕊，等. 胆木浸膏糖浆质量标准研究 [J]. 海南医学院学报，2021，27（9）：651-655.

[86] 麦世瑛，王怡然，李永辉，等. 中药胆木化学成分及其药理活性研究进展 [J]. 广州化工，2018，46（16）：52-55.

[87] 王庆华，杜婷婷，张智慧，等. 绿原酸的药理作用及机制研究进展 [J]. 药学学报，2020，55（10）：2273-2280.

[88] 那袭雪，张文涛，谈远锋，等. 绿原酸及其异构体药理作用及不良反应研究进展 [J]. 辽宁中医药大学学报，2018，20（3）：140-144.

[89] 杜迎翔，殷蓉，朱粉霞，等. UPLC-PDA-Q-TOF-MS 分析肌注胆木注射液后大鼠血浆中的分布 [J]. 中成药，2014，36（11）：2339-2344.

[90] Zhu F X，Chen J Q，Wang H，et al. Analysis of the chemical constituents and rats metabolites after oral administration of *Nauclea officinalis* by ultra-performance liquid chromatography quadrupole time-of-flight mass spectrometry[J]. J Chromatogr B Analyt Technol Biomed Life Sci，2015，1007：54-66.

[91] 胡欣. 乌檀化学成分分离分析与相关成分活性、药动学研究 [D]. 沈阳：沈阳药科大学，2009.

[92] 宣伟东. 中药胆木和云南狗牙花活性成分研究 [D]. 上海：第二军医大学，2005.

[93] 朱粉霞，贾晓斌，李秀峰，等. 胆木注射液中 2 种主要生物碱的质谱裂解行为解析及 HPLC 含量测评 [J]. 南京中医药大学学报，2011，27（5）：492-494.

[94] 陈家全，王慧，张志远，等. 短小舌根草苷的制备及其在大鼠体内代谢产物 UPLC-Q-TOF-MS 鉴定 [J]. 中国医科大学学报，2015，46（6）：677-682.

[95] 房卉，李孟璇，李海波，等. 大鼠肠道菌群对短小蛇根草苷体外代谢转化研究 [J]. 中国中药杂志，2016，41（10）：1921-1925.

[96] 郭娜，范斌，彭娟，等. 基于超高效液相－飞行时间质谱技术的中药女贞子代谢组学研究 [J]. 中国实验方剂学杂志，2010，16（10）：131-133.

第六章 胆木的开发利用

海南岛地处热带，中草药资源极其丰富，有"天然绿色药物宝库"之称。胆木是海南特色黎药，为黎族人民世代相传的传统中药。它具有明显的民族地域性和传统性，是黎族人民长期与疾病斗争过程中反复实践证明的防病治病的药物，是祖国医药宝库的组成部分。早在1997年，临床上已有胆木制剂成功治愈钩端螺旋体病的报道[1]。关于胆木制剂，目前市场上有胆木浸膏糖浆、胆木注射液、胆木浸膏片和胆木浸膏胶囊等中药制剂，临床用于治疗急性扁桃体炎、急性咽喉炎、急性结膜炎及上呼吸道感染等疾病。

第一节 临床用含胆木药物

（一）胆木注射液

1. 胆木注射液的临床研究 胆木注射液是新一代植物抗菌、抗病毒、抗炎药，经多家医院临床验证，总有效率高达92%，被誉为"不可多得的绿色抗生素"。

胆木注射液可治疗泌尿系统感染、急性上呼吸道感染、结膜炎、腮腺炎等。何勇等[2]通过胆木注射液治疗大肠杆菌所致泌尿系统感染患者，治疗效果与环丙沙星相当，但胆木注射液的副作用比环丙沙星注射液少，安全性较高。孟玲娟[3]利用胆木注射液治疗小儿急性上呼吸道感染，疗效优于利巴韦林注射液组。韩振新[4]应用胆木注射液临床治疗小儿急性上呼吸道感染，与利巴韦林注射液进行疗效对照，治疗第5天后，胆木组治愈率高达100%，而对照组治愈率为87.5%，并且胆木组不良反应例数较对照组少，疗效明显优于对照组。胆木注射液临床用于治疗结膜炎，患者在使用过程中未出现不良反应，3天后治愈率高达90%，能够快速缓解患者眼睑肿胀、睑结膜充血和疼痛等不适，患者易于接受[5]。郁星峰[6]采用胆木注射液肌内注射治疗流行性腮腺炎，同时以金黄散局部外敷，对照组应用利巴韦林进行治疗，胆木注射液组的治疗总有效率高于利巴韦林组，表明应用胆木注射液治疗腮腺炎疗效好、起效快。

2. 胆木注射液的说明书

【主要成分】 胆木提取物溶液。辅料为聚山梨酯80和注射用水。

【性状】 本品为棕黄色的澄明液体。

【功能主治】 清热解毒。用于急性扁桃体炎、急性咽喉炎、急性结膜炎及上呼吸道感染。

【用法用量】 肌内注射，一次2 mL，一日2次。

【禁忌】 尚不明确。

【规格】 每支装2 mL（含胆木提取物6 mg）。

【包装】 玻璃安瓿。①2支/盒；②4支/盒；③6支/盒。

【贮藏】　密封。

（二）胆木浸膏片

1. 胆木浸膏片的临床研究　时毓民等[7]采用胆木浸膏片治疗小儿急性上呼吸道感染，对照组采用银黄片治疗。治疗组的总有效率明显高于对照组，对两组症状消失情况进行比较，治疗组明显优于对照组，说明胆木浸膏片治疗小儿急性上呼吸道感染疗效更为显著。

胆木浸膏片联合头孢克肟治疗上呼吸道感染可明显提高临床疗效[8]。单独使用头孢克肟组的临床总有效率显著低于联合用药治疗组。联合用药治疗组患者发热、咳嗽、咽痛、咽部充血等临床症状消失时间均明显缩短。联合用药治疗组患者血清 PCT、hs-CRP、IL-1β、IL-10 和 IFN-γ 水平明显优于单独使用头孢克肟组。胆木浸膏片联合头孢克肟分散片治疗上呼吸道感染能够明显改善患者临床症状，降低机体炎症反应，具有一定的临床推广应用价值。

2. 胆木浸膏片的说明书

【**产品分类**】　中药片剂。

【**剂型**】　片剂。

【**主要成分**】　胆木。

【**性状**】　本品为薄膜衣片，除去包衣显棕黄色至棕褐色；气微，味苦。

【**功能主治**】　清热解毒，消肿止痛。用于急性扁桃体炎、急性咽炎、急性结膜炎及上呼吸道感染。

【**用法用量**】　口服。一次 2～3 片，一日 3～4 次。

【**禁忌**】　尚不明确。

【**规格**】　薄膜衣、每片重 0.5 g。

【**包装**】　铝塑包装。① 12 片 / 板 ×1 板 / 盒；② 12 片 / 板 ×2 板 / 盒；③ 14 片 / 板 ×2 板 / 盒。

【**贮藏**】　密封。

（三）胆木浸膏胶囊

1. 胆木浸膏胶囊概况　胆木浸膏胶囊是由胆木单味药材开发研制而成的中药制剂，具有清热解毒、消肿止痛的功效，临床常用于治疗急性扁桃体炎、急性咽炎、急性结膜炎及上呼吸道感染等疾病。

2. 胆木浸膏胶囊的说明书

【**主要成分**】　胆木。

【**性状**】　本品为胶囊剂。

【**功能主治**】　清热解毒，消肿止痛。用于急性扁桃体炎、急性咽炎、急性结膜炎及上呼吸道感染。

【**规格**】　0.4 g×12 粒 / 板。

【**用法用量**】　成人一次 3 粒，一日 3 次；重症者一次 4 粒，一日 4 次。

【**不良反应**】　尚不明确。

【禁忌】 尚不明确。

【注意事项】 尚不明确。请仔细阅读说明书并遵医嘱使用。

【药物相互作用】 尚不明确。

【贮藏】 密封，干燥处。

（四）胆木浸膏糖浆

1. 胆木浸膏糖浆的临床研究 胆木浸膏糖浆可用于治疗小儿感冒发热和流感、急性扁桃体炎、牙龈炎和小儿中耳炎[1]。刘伟等[9]利用胆木浸膏糖浆治疗小儿感冒发热，疗效较好。蒲向阳等[10]以胆木浸膏糖浆治疗小儿流感，病情缓解率高，临床效果显著。韦炜等[11]利用胆木浸膏糖浆治疗急性扁桃体炎，对照组口服头孢克洛缓释片，并静脉注射喜炎平，结果显示胆木浸膏糖浆的治疗效果明显优于对照组，且未出现不良反应，表明应用胆木浸膏糖浆治疗急性扁桃体炎效果良好且无不良反应，值得临床普及应用。杨雪等[12]应用胆木浸膏糖浆治疗牙龈炎，并与金栀含漱液治疗组进行对比，结果显示采用胆木浸膏糖浆治疗的观察组的治疗总有效率高于对照组，表明利用胆木浸膏糖浆治疗牙龈炎具有临床推广应用价值。梁彬等[13]利用胆木浸膏糖浆治疗小儿分泌性中耳炎，显著提高了临床疗效，并且未出现不良反应。胆木浸膏糖浆联合头孢哌酮钠他唑巴坦钠治疗儿童急性扁桃体炎可明显提高临床疗效[14]。与单独使用头孢哌酮钠他唑巴坦钠相比，采用联合治疗患者退热时间、咽痛消失时间均明显缩短。联合治疗组患者的 CRP、WBC、IL-6 和 IL-10 水平明显优于单独使用头孢哌酮钠他唑巴坦钠组患者。胆木浸膏糖浆联合头孢哌酮钠他唑巴坦钠治疗儿童急性扁桃体炎可迅速改善临床症状，具有一定的临床推广应用价值。

2. 胆木浸膏糖浆的说明书

【主要成分】 胆木提取物。

【性状】 本品为黄棕色至黄褐色的黏稠液体，味甜而苦。

【功能主治】 清热解毒，消肿止痛。用于急性扁桃体炎、急性咽炎、急性结膜炎及上呼吸道感染。

【规格】

（1）每支装 10 mL，管制口服液瓶：10 mL/ 支 ×5 支 / 盒；10 mL/ 支 ×6 支 / 盒；10 mL/ 支 ×9 支 / 盒；10 mL/ 支 ×12 支 / 盒。

（2）每支装 15 mL，管制口服液瓶：15 mL/ 支 ×6 支 / 盒；15 mL/ 支 ×9 支 / 盒。

（3）每瓶装 60 mL，口服液瓶，1 瓶 / 盒。

（4）每瓶装 100 mL，口服液瓶，1 瓶 / 盒。

（5）每瓶装 120 mL，口服液瓶，1 瓶 / 盒。

【用法用量】 成人一次 10 ～ 15 mL，儿童 1 ～ 3 岁一次 5 mL，一日 4 次，口服。

【不良反应】 尚不明确。

【禁忌】 尚不明确。

【注意事项】 请遵医嘱。请仔细阅读说明书并遵医嘱使用。

【药物相互作用】 如与其他药物同时使用可能会发生药物相互作用，详情请咨询医师或药师。

【贮藏】　密封。

（五）复方咽喉颗粒

1. 复方咽喉颗粒的临床研究　复方咽喉颗粒为阳江市中医医院的常用院内制剂，是由经验方制成的中药制剂。复方中的岗梅根、土牛膝、胆木、板蓝根均以清热解毒为主，兼以岗梅根生津止渴，胆木消肿止痛，土牛膝消痈肿，板蓝根抑菌抗病毒。胆木和广东土牛膝为方中主药。胆木的主要成分为胆木生、胆木定、胆木碱等生物碱类成分。胆木的有效成分在复方咽喉颗粒中主要以生物碱盐和生物碱苷等形式存在[15]。

2. 复方咽喉颗粒的说明书

【成分】　岗梅根、土牛膝、胆木、板蓝根等。

【功能主治】　清热解毒，利咽抗炎。用于急性咽喉炎、急性扁桃体炎。

【用法用量】　口服，一次 10 g，一日 3 次，开水冲服。

第二节　医药用途的胆木专利

（一）胆木提取物含片[16]

【成分】　胆木的水提取物、黏合剂、矫味剂、润滑剂。

【功能主治】　可作为常用的保健品 / 食品，对咽喉疾病有预防和保健作用。

【制备方法】　①称取胆木，加入 4 ～ 6 倍于胆木量的水，煎煮 1 ～ 2 h，收集煎煮液；②加入 3 ～ 5 倍于胆木量的水，煎煮 1 ～ 2 h，收集煎煮液；③将步骤①、步骤②收集的煎煮液合并，将煎煮液过滤，浓缩至相对密度为 1.05 ～ 1.25，再经喷雾干燥后，得提取浸膏粉。按重量份计，将提取浸膏粉160 ～ 240 份、黏合剂 10 ～ 30 份、矫味剂 5 ～ 20份粉碎，过筛，混合均匀；干法制粒后，每百重量份颗粒中加入润滑剂 0.03 ～ 1 份，压片，即得胆木浸膏含片。

【附注】　胆木提取物含片及制备方法所使用的黏合剂为糊精、阿拉伯胶、明胶、甲基纤维素、羧甲基纤维素、聚乙二醇、聚乙烯吡咯烷酮和黄原胶中的一种或者多种混合物；所使用的矫味剂为柠檬酸和维生素 C 中的一种或者为两者的混合物；所使用的润滑剂为硬脂酸镁和滑石粉中的一种或者为两者的混合物。此胆木提取物含片的制备工艺步骤简单，口感独特，并具有清热解毒、消肿止痛的功能，使用安全，无毒副作用。

（二）茜草凉血活血汤[17]

【成分】　茜草、白蔻仁、宽筋藤、火炭母、田字草、公丁香、天门冬、白茅花、胆木、倒扣草、石斛、山栀茶。

【主要工艺流程】　选料、烘干、粉碎、配料、定量、包装、成品。

【功能】　对血热吐衄、崩漏下血、血瘀经闭等主病症在不同程度上起到凉血止血、清热解毒的作用，具有保健、见效快、天然无副作用等优点。

【附注】　茜草凉血活血汤是一款可以凉血活血、养心安神的汤料，其发明源于祖国传统医学中关于"凉血活血"的原则，并且体现了医食同源、药食同源、食借药的威力、药借食的美味的思想。

（三）胆木口服液[18]

【成分】　胆木浸膏浓缩液、蔗糖、茯苓、黄芪粉。

【制备方法】　将胆木药材切割清洗后晾干，切片，加水第一次提取、第二次提取、第三次提取制得滤液，将此滤液过滤浓缩制成胆木浸膏浓缩液。将胆木药材加入提取罐内，加水，向提取罐夹层通入蒸汽，开始保持气压为 0.20 MPa，待罐内药液沸腾后温度达到 100℃时，调节蒸汽压力使压力稳定在 0.06 MPa，使罐内温度维持在（100±2）℃，进行煎煮，煎煮后除去滤渣，合并前一次提取所留的滤液。第一次提取时，加水量为胆木药材投入量的 10 倍，煎煮时间为 2 h；第二次提取时，加水量为胆木药材投入量的 8 倍，煎煮时间为 1.5 h；第三次提取时，加水量为胆木药材投入量的 6 倍，煎煮时间为 1 h。切片片长≤ 6 cm，片厚≤ 0.2 cm。

茯苓粉是将茯苓去皮切块后烘干粉碎制得，黄芪粉是将黄芪烘干粉碎制得，烘干温度均为 90℃，烘干时间为 24 h。

浸膏提取液先后经 100 目和 150 目过滤，取上清液备用；在真空条件下加入纯化水 150 kg，再加入蔗糖 750 kg，加热至 100℃，保持沸腾直至蔗糖全部溶化；再加入已经过滤备用的上清液，加热至 100℃；再加入茯苓粉 80.0 kg，保持煮沸 45 min，再经过滤后加纯化水定容至 1500 L。再经 100 目过滤，灌装成 10 mL 的口服液，轧盖密封，用流通蒸汽 121℃灭菌 30 min 制成胆木口服液。

【附注】　胆木浸膏浓缩液 288.0 ～ 460.8kg、蔗糖 750.0 kg、茯苓 80.0 ～ 155.0 kg、黄芪粉 50.0 ～ 126.0 kg。胆木口服液中除了蔗糖没有其他添加剂或防腐剂，通过加入合理药量的茯苓和黄芪平衡胆木浸膏液的寒凉性，避免了常见清热解毒药类出现的寒凉性腹泻现象。另外，在同等胆木浸膏浓缩液和蔗糖药量的情况下，添加茯苓和黄芪的胆木口服液比未添加茯苓和黄芪的胆木口服液的清热效果更好。

胆木口服液适用于流感等，特别适用于急性上呼吸道感染、扁桃体炎，在临床应用上，胆木口服液治疗小儿病毒性感冒的疗效优于抗病毒药物利巴韦林；在治疗小儿急性化脓性扁桃体炎时，疗效更显著，可增加细菌清除率；在治疗咽喉炎时，联合西药能迅速改善症状，提高治疗有效率，缩短疗程。此胆木口服液主要活性成分确切，无毒副作用和不良反应，安全性高。

（四）胆木喷雾剂[19]

【成分】　胆木浸膏粉、糊精、硬脂酸镁。

【制备方法】　将胆木药材切割清洗后晾干，切片，加水加热提取，将所得滤液进行浓缩，得到浓浸膏。将所得浓浸膏进行喷雾干燥，得到胆木浸膏粉。将胆木浸膏粉和糊精预混合，得到预混粉。再将预混粉和硬脂酸镁粉碎过筛，在真空条件下进行混合和分装，得到胆木浸膏喷雾剂组合物。

【功能主治】　胆木浸膏喷雾剂组合物直接作用于患病部位，如口腔溃疡处、肿痛咽喉处，起效快、效果好，抗炎抗病毒。

【附注】　64.00～108.00 质量份的胆木浸膏粉、10.80 质量份的糊精、1.46～2.43 质量份的硬脂酸镁。采用直接混合、分装技术，省去了湿法制粒技术需要颗粒烘干的环节，大大缩短了生产周期，减少能耗并避免烘干过程中发生爆炸造成人员伤亡和财产损失的风险。真空上料系统和物料密闭管道输送可避免生产过程中产生粉尘，减少人员接触物料的机会，也可避免粉尘对生产人员健康的影响，提升成品收率，降低生产成本，并提升产品的市场竞争力。

（五）一种预防和治疗新冠肺炎的胆木外用中药[20]

【成分】　白屈菜、茅瓜、八仙草、水翁花、胆木、螺厣草、猪鬃草、扇叶铁线蕨、枸杞、连翘、穿心莲、虎刺、活血丹、黄芩、石韦、金银花、大黄、双黄连、野菊花、半边莲、石膏、山白菊和金莲花。

【制备方法】　将白屈菜、茅瓜、八仙草、水翁花、胆木、螺厣草、猪鬃草、扇叶铁线蕨、枸杞、连翘、穿心莲、虎刺、活血丹、黄芩、石韦、金银花、大黄、双黄连、野菊花、半边莲、石膏、山白菊和金莲花各 25～30 g 粉碎成粗粉，装入白布袋内并扎紧袋口，用 2 L 水煮沸 25～35 min，然后用沸水稀释至 40 L，冷却至 35～40℃备用，药渣留用。

【功能主治】　具有清热解毒、止咳化痰、凉血消肿、燥湿祛痰、杀菌等作用。用于预防或治疗病毒引起的肺炎、肺热咳嗽、流感发热、支气管炎、痰饮咳嗽、肺痈咳嗽、浑身乏力等。

【附注】　此预防和治疗新冠肺炎的外用中药为纯中药制剂，采用体外淋浴的方式，方法简便，无毒副作用，适合推广应用。

（六）一种治疗湿热痹阻型痛风的胆木中药组合物[21]

【成分】　降真香、土大黄、卷柏、薏苡仁、牛膝、胆木、龙血竭、肿节风、全蝎、苍术、土鳖虫、冰片。

【功能主治】　治疗湿热痹阻型痛风。

【制备方法】　取除冰片外的 11 味药材，加水提取 2～3 次，每次加水量相当于这 11 味药材总重量的 8～12 倍，每次提取时间为 1～3 h，合并提取液，滤过，滤液浓缩，至 50～70℃时浓缩成相对密度为 1.20～1.30 的稠膏，将冰片粉碎成细粉后与稠膏混合，即得活性成分。

【附注】　本品为中药外用制剂。取活性成分，加入适量黏合剂、保湿剂、填充剂等辅料，搅拌均匀，涂布于背衬材料上，即得本中药组合物的凝胶贴膏剂。

（七）胆桑滴眼液[22]

【成分】　胆木叶煎煮液、桑叶煎煮液、玻璃酸钠、注射用水。

【功能主治】　缓解干眼症状，降低眼睛干涩、感染的风险。

【制备方法】　将胆木叶或桑叶清洗晾干后，分别加入 pH 为 6～7.5 的蒸馏水，加水量为胆木叶或桑叶各自投入量的 2～4 倍，煎煮去除多余的溶剂量，仅剩下 1 倍量的煎煮液。称取胆木叶煎煮液 7 质量份、桑叶煎煮液 7 质量份、玻璃酸钠 5 质量份，加入注射用水总用量的 3/5～4/5，搅拌溶解，滴加渗透压调整剂（氯化钠、甘露醇、甘油）和（或）pH 调整剂（磷酸盐缓冲液、硼酸盐缓冲液），最后定容至用水总量，得药液。在 A 级环境下，将以上药液经微孔滤膜过滤，灌装，灭菌即得。

【附注】　胆桑滴眼液每 100 质量份包含胆木叶煎煮液 5～9 质量份、桑叶煎煮液 5～9 质量份、玻璃酸钠 3～6 质量份，余量为注射用水。本品以胆木叶煎煮液和桑叶煎煮液为主药，安全无刺激，耐药性好，直接作用于患处，能够快速缓解干眼症状，疗效显著；安全无毒，性能稳定，能显著增加泪液分泌量，延长泪膜破裂时间，降低眼睛干涩、感染等风险等，可作为治疗干眼症的药物。制备方法工艺简单、成本低廉、绿色环保、生产周期短，适合大批量工业生产，具有极大的应用前景和显著的经济效益。

（八）胆木浸膏缓释胶囊[23]

【成分】　胆木浸膏粉、糊精、羟丙基甲基纤维素、聚乙烯吡咯烷酮、硬脂酸镁。

【功能主治】　急性扁桃体炎、急性咽喉炎、急性结膜炎及上呼吸道感染等疾病。

【制备方法】　将胆木先后两次加水煎煮，过滤，通过一效、二效和三效蒸发器蒸发浓缩后喷雾干燥，得到胆木浸膏粉。将 60～80 份糊精、120～140 份胆木浸膏粉和 7～9 份硬脂酸镁混合，制粒，得到快速释放丸；将 30～50 份羟丙基甲基纤维素、4～6 份聚乙烯吡咯烷酮、60～80 份糊精混合制粒得到空白丸芯，将此空白丸芯与 120～140 份胆木浸膏粉和 7～9 份硬脂酸镁混合均匀，得到中速释放丸；将 60～100 份羟丙基甲基纤维素、8～12 份聚乙烯吡咯烷酮、60～80 份糊精混合制粒得到空白丸芯，将此空白丸芯与 120～140 份胆木浸膏粉、7～9 份硬脂酸镁混合均匀，得到慢速释放丸；将质量比为 1:（0.95～1.05）:（0.95～1.05）的快速释放丸、中速释放丸和慢速释放丸混合均匀后充填空心胶囊，得到胆木浸膏缓释胶囊。

【附注】　胶囊以羟丙基甲基纤维素为基本骨架材料，以聚乙烯吡咯烷酮为稀释剂，控制羟丙基甲基纤维素和聚乙烯吡咯烷酮的用量制得快速、中速和慢速释放丸，三种释放丸组合能够持续释放药物，持续释药时间长，减少给药次数。缓释胶囊在体内缓慢释放，这样体内血药浓度较平稳，可减少对胃肠道的刺激，其临床应用优势明显。该缓释胶囊提高了患者治疗的依从性。胆木浸膏缓释胶囊能够在 1～12 h 内持续释放；通过 3 个批次的试验品检测其溶出度，其中在 1 h、4 h、8 h 和 12 h 的溶出量分别为标示量的 10%～25%、35%～50%、65%～85% 和 80% 以上，其溶出稳定。

（九）胆木浸膏颗粒[24]

【成分】　胆木浸膏粉、糊精、可溶性淀粉、甜菊苷和苹果香精。

【功能主治】　清热解毒、消肿止痛，用于外感发热、急性扁桃体炎、咽喉炎、泌尿系统感染、肺炎、支气管炎、中耳炎、烧伤感染等。

【制备方法】　胆木药材以水提取两次，合并提取液，经真空蒸汽浓缩、冷冻干燥制成胆木浸膏粉。将原料混合后，经制粒、干燥获得胆木浸膏颗粒剂。制粒的条件：搅拌转速 30 ～ 50 转 / 分，压辊转速 25 ～ 35 转 / 分，整粒筛网 1.2 ～ 1.7 mm。

　　【附注】　颗粒剂易携带、贮存，口感好，吸收快，不仅能提高患者服药的依从性，还能迅速显效。制备的胆木浸膏颗粒剂辅料选择得当，具有良好的稳定性和溶出度。

（十）胆木滴丸剂[25]

　　【成分】　胆木提取物、聚乙二醇、硬脂酸聚烃氧 40 酯。

　　【功能主治】　清热解毒，用于急性扁桃体炎、急性咽喉炎、急性结膜炎及上呼吸道感染。

　　【制备方法】　取胆木适量，切片，粉碎成粗粉，加水煎煮 3 次，合并煎液，滤过，滤液浓缩至相对密度为 1.25 ～ 1.35 的稠膏。称取稠膏、聚乙二醇、硬脂酸聚烃氧 40 酯，置于加热容器内边搅拌边加热，直到获得含有药物提取物和基质的熔融液，采用滴丸机滴制。

　　【附注】　利用表面活性剂为基质，与含有胆木有效成分的提取物一起制成固体分散体，使药物呈分子、胶体或微晶状态分散于基质中，药物的总表面积增大，且基质为亲水性，对药物具有润湿作用，能使药物迅速溶散成微粒或溶液，因而使药物的溶解和吸收加快，从而提高了生物利用度，发挥高效、速效作用等。

（十一）无糖胆木口服液[26]

　　【成分】　胆木浸膏浓缩液、安赛蜜、香兰素。

　　【功能主治】　用于急性上呼吸道感染、扁桃体炎。

　　【制备方法】　将胆木浸膏浓缩液先后经 100 目和 150 目筛过滤，取上清液备用；在真空条件下加入纯化水，再加入安赛蜜，加热至 100℃，保持煮沸直至安赛蜜全部溶解；再加入已经过滤备用的上清液，加热至 100℃；最后加入香兰素，保持煮沸 45 min；再经过滤后加纯化水定容至 900 L；再经 100 目筛过滤灌装成 10 mL 口服液，轧盖密封，用流通蒸汽 121℃灭菌 30 min 即得胆木口服液。

　　【附注】　本胆木口服液为无糖口服液剂型，极大方便了患者服用，更适合糖尿病患者用药，扩大了用药人群。适用于流行性感冒等，特别是急性上呼吸道感染、扁桃体炎。在临床应用上，治疗小儿病毒性感冒的疗效优于抗病毒药利巴韦林；在治疗小儿急性化脓性扁桃体炎方面，疗效更显著，可增加细菌清除率；在治疗咽喉炎方面，联合西药能迅速改善症状，提高治疗有效率，缩短疗程。

（十二）胆木泌尿外科清洗剂[27]

　　【成分】　胆木、山菊花、金钱草、黄花地丁和竹叶。

　　【功能主治】　抗菌、抗炎、利尿，可降低术后感染的风险，同时能降低黏度、防止溶血、保证手术视野清晰。

　　【制备方法】　按质量份称取胆木、山菊花、金钱草、黄花地丁和竹叶，洗净，晾干，按照料液比为 1 ∶（8 ～ 10）加入水，回流提取 3 次，合并提取液，过滤，取滤液，浓缩干燥，得到组合物；临用前将此组合物加入注射用水中溶解，混合均匀，即得胆木泌尿外科清洗剂。

【附注】 泌尿外科手术过程中一般会通过冲洗或灌洗等方式清除人体黏膜或腔道的微生物、残余组织，温和地扩张黏膜空间并从手术区域清除残余血液和切割组织，改善手术区域环境，提高手术区域清晰度，减少手术后组织粘连，减轻手术后出血等。目前使用的冲洗液主要包括各种静脉输液制品（5% 葡萄糖溶液）、稀释的消毒液（稀释的次氯酸钠溶液、稀释的氯己定溶液）、注射用水和甘氨酸液等。这些冲洗液均存在一定的缺点和局限性，如透明性较差、影响观察，黏度大、使手套器具发黏影响操作，导致血糖升高，溶血、导致血红蛋白尿，易透过血脑屏障、抑制中枢神经系统，引起高氨血症和高草酸尿等。因此，急需一种适合临床使用、无明显副作用的泌尿外科用冲洗液。胆木泌尿外科清洗剂是为弥补上述不足而提供的一种抗菌抗炎制剂。清洗剂含胆木 10 份、山菊花 6 份、金钱草 5 份、黄花地丁 2 份和竹叶 6 份。

（十三）一种缓解类风湿关节炎的黎药处方[28]

【成分】 黄连藤、胆木、雅能树、龙骨枫、雅温扑、苏木、松筋藤、小山胡、山姜树、丹屯、板桥、鸡血藤、大血藤、鸭脚木、杜仲、黑心姜、掌头草。

【功能主治】 缓解类风湿关节炎症状，改善关节血液循环。

【制备方法】 取黄连藤、胆木、雅能树、龙骨枫、雅温扑、苏木、松筋藤、小山胡、山姜树、丹屯、板桥、鸡血藤、大血藤、鸭脚木、杜仲、黑心姜、掌头草各 15 g，混合。

【附注】 内服。先用水浸泡药材 30 min，后大火煮开转小火煎煮 30 min，过滤药渣后服用，每日 2 次，上下午各一次。适用于类风湿、风湿性关节炎所引起的关节肿痛、关节疼痛，具有消肿止痛、舒缓关节的作用。

（十四）抗病原微生物组合物[29]

【成分】 百里香酚、甘油、聚氧乙烯（60）氢化蓖麻油、胆木提取物、水。

【功能主治】 杀灭病原微生物，防治奶牛乳头皲裂。

【制备方法】 将百里香酚与甘油、聚氧乙烯（60）氢化蓖麻油混合均匀，得到第一混合物，加入胆木提取物和适量水，搅拌均匀，即得。

【附注】 组成：百里香酚 3%（W/W，余同）、甘油 10%、胆木叶水提取物 1%、聚氧乙烯（60）氢化蓖麻油 3% 和适量水。胆木提取物具有清热解毒、抗炎、消肿止痛之功效，可以促进百里香酚的杀菌作用，起到预防由病原微生物感染引起的炎症，以及加速由病原微生物感染引起的炎症消退的作用。百里香酚和胆木提取物在甘油和增溶剂的增溶作用下均匀分散并溶解在水中，形成稳定、均匀透明的液体制剂。百里香酚和胆木提取物均匀分散在水基体系中可进一步起到协同增效杀菌作用，提高杀菌效果，从而有效杀灭病原微生物，预防由病原微生物感染引起的炎症，并加速炎症的消退。同时，百里香酚和胆木提取物在增溶剂的作用下能够很好地溶解在水中，可以避免使用乙醇等有机溶剂，减少药物刺激性。甘油对皮肤还有良好的滋润作用，可以防止奶牛乳头皲裂。

（十五）一种治疗噎膈反胃的药物[30]

【成分】　羊胲子、阿魏、鸡内金、昆布、金莲花、金橘叶、狗宝、肺形草、伸筋草、鱼脑石、夜关门、爵床、覆盆子、蟛蜞菊、翼首草、繁缕、鹰不泊、麝香、降真香、草血竭、草豆蔻、玉果、鬼灯笼、胆木、急性子、洋虫、扁竹根、穿心草、猫腿姑、桃胶。

【功能主治】　具有治积滞、健脾胃的功能，用于治疗噎膈反胃。

【制备方法】　羊胲子：宰羊时发现胃中草结，取出晒干或晾干；阿魏：拣净杂质，研成小块；鸡内金：拣净杂质，漂净晒干；昆布：拣净杂质，用水漂净，切成宽丝，晾干；金莲花：将原药拣净杂质，筛去灰屑；金橘叶：春季采收，除去细梗，晒干；狗宝：在狗胃部发现有狗宝时，即用刀割取，除净皮膜及肉等，洗净，阴干；肺形草：初夏采收，晒干；伸筋草：筛去灰屑，拣净杂质，切成小段；鱼脑石：洗净晒干，放铁勺内，上覆一碗，在烈火上煅至有爆裂声后，取出放凉；夜关门：9～10月采收，晒干；爵床：立秋后采收，晒干；覆盆子：筛去灰屑，拣净杂质，去柄；蟛蜞菊：拣净杂质，晒干；翼首草：7～9月采根，洗净，切片，晒干；繁缕：4～7月花开时采收，晒干；鹰不泊：全年可采；麝香：用温水浸润香囊，割开后除去皮毛内膜杂质，用时取麝香仁研细；降真香：水浸后，蒸至适度，镑片或刨片，晒干；草血竭：秋季采挖，去净茎、叶、泥沙，晒干；草豆蔻：拣净杂质，去壳取仁，用时捣碎；玉果：拣净杂质，去壳取仁，用时捣碎；鬼灯笼：夏季采收，拣净杂质，晒干；胆木：全年可采，洗净切片，晒干；急性子：秋季，果实成熟后采收，除去果皮等杂质，晒干；洋虫：收集后用清水洗净，热水烫死，然后晒干或烘干；扁竹根：全年可采，洗净，切片晒干；穿心草：春、秋采收，晒干；猫腿姑：春、秋季采挖，洗净，晒干；桃胶：夏季采收，用刀切割树皮，待树脂溢出后收集，水浸，洗去杂质，晒干。

按量提取阿魏、狗宝、麝香、洋虫捣成碎粉；再取羊胲子、鸡内金、昆布、金莲花、金橘叶、肺形草、伸筋草、鱼脑石、夜关门、爵床、覆盆子、蟛蜞菊、翼首草、繁缕、鹰不泊、降真香、草血竭、草豆蔻、玉果、鬼灯笼、胆木、急性子、扁竹根、穿心草、猫腿姑、桃胶磨成碎药粉；另取麻油煮沸 8 min，加入上述磨碎的药粉，武火煮至药渣全黑，过滤去渣，文火熬制 35 min，放至室温，再加入捣碎的阿魏、狗宝、麝香、洋虫碎粉，搅拌均匀，制成谷米大小的颗粒即得，含化或研碎制成水溶液徐徐吞咽。

【附注】　选用羊胲子是因为其性味温，无毒，入胃经，具有降逆、止呕、解百草毒的功效，治反胃。选用阿魏是因为其性味苦辛、温，入肝、脾、胃经，有消积、杀虫的功能，治癥瘕痞块、虫积、肉积、心腹冷痛、疟疾、痢疾。选用鸡内金是因为其性味甘、平，入脾、胃经，有治积滞、健脾胃的功能，治食积胀满、呕吐反胃、泻痢、疳积、消渴、遗溺、喉痹乳蛾、牙疳口疮。选用昆布是因为其性味咸、寒，入胃经，有软坚、行水的功能，治瘰疬、瘿瘤、噎膈、水肿、睾丸肿痛、带下。选用金莲花是因为其味苦、性寒，无毒，有清热解毒的功能，治上呼吸道感染、扁桃体炎、咽炎、急性中耳炎、急性鼓膜炎、急性结膜炎、急性淋巴管炎、口疮、疔疮。选用金橘叶是因为其味辛苦、性微寒，无毒，入肝、脾、肺三经，有疏肝郁肝气、开胃气、散肺气的功能，治疗噎膈、瘰疬。选用狗宝是因为其性味甘咸、平，有降逆气、开郁结、解毒的功能，治噎膈反胃、痈疽、疔疮。选用肺形草是因为其味辛、性寒，有清肺止咳、解毒消肿的功能，治肺热咳嗽、肺痨咯血、肺痈、肾炎、疮痈疖肿。选用伸筋草是因为其性味苦辛、温，入肝、胃、肾三经，有祛风散寒、除湿消肿、舒筋活血的功能，治风寒湿痹、关节酸痛、皮肤麻木、四肢软弱、水肿、跌打损伤。选用鱼脑石是因为其性味咸、平，有化石、通淋、抗炎的功能，治石淋、小便不利、中耳炎、鼻炎、脑漏。选用夜关门是因为其性味苦辛、凉，入肺、肝、肾三经，有补肝肾、益肺阴、散瘀消肿的功能，治遗精、遗尿、白浊、白带、哮喘、胃痛、劳伤、小儿疳积、泻痢、跌打损伤、视力减退、目赤、乳痈。选用爵床是因为其性味咸辛、寒，入肝、胆二经，有清热解毒、利湿消滞、活血止痛的功能，治感冒发热、咳嗽、喉痛、疟疾、黄疸、肾炎水肿、筋骨疼痛、小儿疳积、痈疽疔疮、跌打损伤。选用覆盆子是因为其性味甘、酸、平，入肝、肾二经，有补肝肾、缩小便、助阳、固精、明目的功能，治阳痿、遗精、溲数、遗溺、虚劳、目暗。选用蟛蜞菊是因为其性味甘淡、微寒，有清热、解毒、祛瘀、消肿的功能，治白喉、百日咳、痢疾、痔疮、跌打损伤。选用翼首草是因为其性味苦、寒，有小毒，有清热解毒、祛风湿、止痛的功能，治感冒发热及各种传染病所引起的热症、心热、血热等。选用繁缕是因为其性味甘微咸、平，有活血、祛瘀、下乳、催生的功能，治产后瘀滞腹痛、乳汁不多、暑热呕吐、肠痈、淋病、恶疮肿毒、跌打损伤。选用鹰不泊是因为其性味辛、温，有祛风、化湿、消肿、通络的功能，治咽喉肿痛、黄肿、疟疾、风湿骨痛、跌打挫伤。选用麝香是因为其性味辛、温，入心、脾、肝经，有开窍、辟秽、通络、散瘀的功能，治中风、痰厥、惊痫、中恶烦闷、心腹暴痛、癥瘕癖积、跌打损伤、痈疽肿毒。选用降真香是因为其性味辛、温，入肝、脾经，有理气、止血、行瘀、定痛的功能，治吐血、咯血、金疮出血、跌打损伤、痈疽疮肿、风湿腰腿痛、心胃气痛。选用草血竭是因为其性味微温、苦辛微涩，有散血止血、下气止痛的功能，治慢性胃炎，胃、十二指肠溃疡，食积，癥瘕积聚，月经不调，水肿，跌打损伤，外伤出血。选用草豆蔻是因为其性味辛、温，入脾、胃经，有温中、祛寒、行气、燥湿的功能，治心腹冷痛、痞满食滞、噎膈反胃、寒湿吐泻、痰饮积聚。选用玉果是因为其性味辛、温，有小毒，入脾、胃、肾经，有温中、行气、消宿食、固大肠的功能，治脾胃虚寒、脘腹胀痛、食欲不振、中恶霍乱、呕吐、久泻、久痢。选用鬼灯笼是因为其性凉、味苦，无毒，有清热、利尿、解毒的功能，治感冒、肺热咳嗽、咽喉肿痛、龈肿、湿热黄疸、痢疾、水肿、热淋、天疱疮、疔疮。选用胆木是因为其性味苦、寒，有清热解毒、消肿止痛的功能，治急性扁桃体炎、咽喉炎、乳腺炎、肠炎、菌痢、泌尿系统感染、胆囊炎、下肢溃疡、脚癣感染、疖肿脓疡、皮炎湿疹。选用急性子是因为其性味苦辛、温，有毒，入足少阴肾经，有破血、消积、软坚的功能，治经闭、积块、噎膈、外疡坚肿、骨鲠不下。选用洋虫是因为其性温，有活血祛瘀、温中理气的功能，治劳伤咳嗽、吐血、中风瘫痪、跌打损伤、心胃气痛、噎膈反胃。选用扁竹根是因为其性味苦、寒，有消食、杀虫、清热、通便的功能，治食积腹胀、蛔虫腹痛、牙痛、喉蛾、大便不通。选用穿心草是因为其味微甘微苦、性平，无毒，有清热解毒、活血止痛的功能，治肺热咳嗽、肝炎、钩端螺旋体病、黄疸、胸痛、胃痛、跌打内瘀、毒蛇咬伤。选用猫腿姑是因为其性味微辛、温，有祛风、除湿、止痛的功能，治风湿性关节炎、四肢麻木。选用桃胶是因为其性味甘苦、平，无毒，治石淋、血淋、痢疾。

（十六）一种治疗胆囊炎的中药制剂[31]

【成分】 胆木、风轮菜、黄疸树、山苦荬、睡菜、蜈蚣兰、溪黄草、鸡肫草、荜澄茄、长杆兰、当归、丁香、薄荷、白毛藤、地不容、干苔。

【功能主治】 清热解毒，疏风散热，利湿退黄，抗炎抗菌，对胆囊炎有极好的缓解和治疗效果，适用于胆囊炎的临床治疗与护理。

【制备方法】 ①将胆木、黄疸树、长杆兰、当归和白毛藤去除杂质，洗净，放入容器中，加入70%氯化钠溶液润透，后加入5倍量蒸馏水，煎煮2 h，提取煎煮液；再加入3～4倍量蒸馏水，煎煮1.5 h，提取煎煮液，最后合并2次提取的煎煮液，过滤，得滤液，浓缩成60℃下相对密度为1.10～1.13的稠膏，备用。②将风轮菜、睡菜、蜈蚣兰、溪黄草和薄荷拣净杂质，除去残根，放入容器内，喷洒清水，润透后晒干，研末，过200目筛，备用。③将山苦荬、鸡肫草、荜澄茄、丁香和干苔去除杂质，洗净，晒干，筛去灰屑，放入容器内捣碎研末，过180目筛，备用。④将地不容去除杂质，洗净切片，煮2 h，去皮晒干，置于研钵内研末，过100目筛，备用。将上述四步所得组分制成片剂，即得治疗胆囊炎的中药制剂。

【附注】 本制剂所选药材配伍相宜，符合中医药和现代医药理论，具有清热解毒、疏风散热、利湿退黄、抗炎抗菌之功效，使用方便，吸收效果好，无不良反应及毒副作用，经临床验证，对胆囊炎有极好的缓解及治疗效果，适用于胆囊炎的临床治疗与护理推广。

（十七）一种治疗慢性胆囊炎的药物[32]

【成分】 稻草、溪黄草、胆木、盒子草、营实、秤钩风、睡菜、肿节风、梅根、水杨柳、黄荆子、桉叶、扁蕾、高良姜、桂丁、草果。

【功能主治】 用于慢性胆囊炎引起的右上腹痛、心窝部隐痛、食后饱胀不适、嗳气、恶心等症状。

【制备方法】 将稻草、溪黄草、胆木、盒子草、营实、秤钩风、梅根、水杨柳、黄荆子、桉叶、扁蕾和桂丁放入容器中，加入蒸馏水煮沸提取3次。第一次加10～15倍量蒸馏水浸泡4～5 h，加热煮沸3～4 h，提取；第二次加8～10倍量蒸馏水加热煮沸2～3 h，提取；第三次加6～8倍量蒸馏水加热煮沸1～2 h，提取。合并提取液，滤过，得滤液备用。将睡菜洗净切碎捣烂，取汁液备用；将肿节风研末后，浸入90%乙醇溶液，静置4 h，取上层清液，沉淀下来的浸膏备用；将高良姜切碎捣烂，得汁液，备用；取草果去杂质，加入睡菜汁液，搅拌均匀，置于锅内炒干，取出，放凉，研末，过180目筛。将上述所有滤液、汁液、浸膏和细粉混合，制成颗粒，即得治疗慢性胆囊炎的药物。

【附注】 本制剂所选药材配伍相宜，相得益彰，具有清热解毒、消肿止痛、祛风除湿、宽中下气、利胆利尿、温中散寒等功效，诸药相合能直接到达病变部位，对于治疗慢性胆囊炎引起的右上腹痛、心窝部隐痛、食后饱胀不适、嗳气、恶心等症状具有见效快、治愈率高、无毒副作用、安全方便的优点，且价格低，容易制备。

（十八）一种治疗乳房湿疹的中药制剂[33]

【成分】 桉叶、棣棠花、丛枝蓼、胆木、防己、黄柏、黄蘑叶、赛金刚、柳根、毛麝香、扁蓄、松花粉、半柱花、蓬莱草、雀榕叶、苦菜。

【功能主治】 清热解毒，止痒止痛，杀菌抗炎，对乳房湿疹具有极好的缓解及治疗效果。

【制备方法】 将桉叶、棣棠花和半柱花去除杂质，洗净，放入容器中，小火微炒至不黏手即可，取出晾凉，置于研钵中研末，过100目筛。将丛枝蓼、胆木、防己、黄柏、赛金刚、柳根和松花粉去除杂质，洗净，放入容器中，加入6倍量蒸馏水，浸泡2～3 h，然后加5倍量蒸馏水，煎煮2 h，提取煎煮液；再加3倍量蒸馏水，煎煮1.5 h，提取煎煮液，最后合并2次提取的煎煮液，过滤，得滤液，浓缩成60℃下相对密度为1.10～1.13的稠膏。将黄蘑叶、雀榕叶和苦菜去除杂质，洗净，晒干，置于研钵内研末，过160目筛。将毛麝香、扁蓄和蓬莱草去除杂质，洗净，放入容器中捣汁，过滤，得滤液，浓缩成60℃下相对密度为1.10～1.13的稠膏。将上述所制细粉和稠膏混合后制成药膏，即得治疗乳房湿疹的中药制剂。

【附注】 本中药制剂所选药材配伍相宜，符合中医药和现代医药理论，具有清热解毒、止痒止痛、杀菌抗炎的功效，使用方便，吸收效果好，无不良反应及毒副作用，经临床验证，对乳房湿疹具有极好的缓解及治疗效果，适用于乳房湿疹的临床治疗和护理推广。

（十九）一种治疗细菌性痢疾的药物[34]

【成分】 朝天罐、白术、阿魏、白头翁、椿叶、苍耳、刺梨根、穿心莲、白苋、艾叶、百两金、穿破石、大青根、倒扣草、胆木、地柏叶。

【功能主治】 凉血止痢，燥湿杀虫，止痛收敛，对治疗细菌性痢疾引起的各种症状具有显著疗效。

【制备方法】 将朝天罐、白术、白头翁、椿叶、苍耳、艾叶、百两金、大青根、倒扣草和胆木洗净，放入容器内，加入8～10倍的蒸馏水，浸泡5～6 h后，煮沸3～4 h，提取；再加入6～8倍量的蒸馏水，煮沸2～3 h，提取；最后，加入4～6倍量的蒸馏水，加热煮沸1～2 h，提取；合并3次提取液，过滤，得滤液，浓缩成60℃下相对密度为1.10～1.13的稠膏，备用；将阿魏、刺梨根和穿心莲放入容器内，进行粉碎处理，研末，过180目筛，备用；将白苋和地柏叶洗净、切碎，放入容器内，绞汁，滤杂质，留汁液备用；将穿破石洗净，浸入2倍量的50%乙醇溶液浸泡1～2 h，加热提取3 h，回收乙醇，滤过，得滤液，浓缩至65℃下相对密度为1.12～1.16的稠膏，备用；将上述所得的稠膏、细粉及汁液制成片剂，即得治疗细菌性痢疾的药物。

【附注】 本制剂所选药材配伍相宜，符合中医药学和现代医药学理论，并具有补肝益肾、益气养血、消肿止痛之功效。

（二十）山龙止咳片

【成分】 山岗莢、五指毛桃根、九龙根、胆木、补骨脂。

【功能主治】　止咳祛痰，平喘抗炎，治疗慢性支气管炎。

【制备方法】　取九龙根，研末，余药煎水 2 次，浓缩至浸膏，制片，外包糖衣，即得。

【附注】　山岗荚 780 g、五指毛桃根 780 g、九龙根 270 g、胆木 1300 g（制）、补骨脂 520 g。本方采用中草药化痰止咳，为传统用药提供了新思路。

第三节　日化及健康产品的胆木专利

（一）一种治疗牙周病的牙膏[35]

【成分】　胆木中药组合物、丹皮酚、甘油、月桂酰 -N- 甲基氨基乙酸钠、二水合磷酸氢钙、膨胀珍珠岩、羧甲基纤维素钠、糖精、丁香油、延胡索乙素、苯甲酸钠和纯化水。其中，胆木中药组合物为 5 ～ 15 质量份的胆木、10 ～ 15 质量份的三七、5 ～ 15 质量份的木香、1 ～ 5 质量份的槐角、5 ～ 10 质量份的川芎、1 ～ 5 质量份的升麻。

【功能】　具有清热解毒、抗炎、止痛、抗菌作用，可高效对抗各种口腔致病菌，预防牙周炎等口腔疾病的发生。

【制备方法】　胆木中药组合物 15%、丹皮酚 0.1%、甘油 25%、月桂酰 -N- 甲基氨基乙酸钠 3%、二水合磷酸氢钙 35%、膨胀珍珠岩 15%、羧甲基纤维素钠 1.25%、糖精 0.2%、丁香油 1%、延胡索乙素 0.15%、苯甲酸钠 0.5% 和纯化水 3.8%。

胆木中药组合物的制备方法：称取胆木、三七、木香、槐角、川芎、升麻，以 1 ：（8 ～ 10）的比例加入 70% 乙醇溶液，密封浸泡 20 ～ 30 min，然后用频率为 50Hz 的超声处理 30 ～ 60 min，弃去药渣，得到中药提取液，减压蒸馏去除乙醇即得。

胆木牙膏制备方法：将含胆木的中药组合物与纯化水混匀，然后加入羧甲基纤维素钠，静置过夜，使羧甲基纤维素钠溶胀完全后溶解；加入丹皮酚、甘油、丁香油、延胡索乙素、月桂酰 -N- 甲基氨基乙酸钠、糖精、苯甲酸钠，搅拌使其溶解，再加入二水合磷酸氢钙和膨胀珍珠岩，用搅拌机搅拌 24 h 至混合均匀，得到具有一定黏性、稀稠适当的膏体。

【附注】　中药组合物由胆木、三七、木香、槐角、川芎及升麻复方组成，各组分复配产生抑制变形链球菌的协同作用，且对于唾液链球菌没有显著的抑制作用，能够最大限度地维持口腔的菌群平衡。同时此中药组合物具有清热解毒、抗炎、止痛、抗菌作用，对于牙周病能够起到良好的治疗效果。

此中药组合物牙膏具有清热解毒、抗炎的功效，同时以膨胀珍珠岩和二水合磷酸氢钙作为摩擦剂。膨胀珍珠岩的使用有助于提高牙膏的清洁效果，且具有较好的抛光效果，可打磨牙齿表面色斑、菌斑或细小牙石造成的凹凸面，达到抛光亮白的目的。而二水合磷酸氢钙是一种比较温和的摩擦剂，与牙釉质有亲和性，对牙釉质的摩擦适中。膨胀珍珠岩和二水合磷酸氢钙二者配合使用具有很好的清洁牙齿的效果，且不损伤牙釉质，在清洁打磨牙齿的同时还能够减少牙膏对牙齿的磨损。

（二）胆木漱口水[36]

【成分】 胆木叶浓缩液、甜味剂、保湿剂、活性成分稳定剂、维生素 C、香精、食用防腐剂、pH 调节剂、纯化水。

【功能】 抑菌抗炎、消除异味、清新口气。

【制备方法】 将胆木叶浓缩液（1.5%～2.0%）、甜味剂（5%～10%）、保湿剂（2%～10%）、活性成分稳定剂（0.5%～1%）、维生素 C（1%～5%）、香精（1%～5%）、食用防腐剂 0.01%～0.5% 加入纯化水中搅拌溶解，再用 pH 调节剂调节 pH 至 5.5～6.5，继续加剩余纯化水（67%～ 88%）定容制得所述胆木漱口水。

其中，胆木叶浓缩液提取方法为胆木叶在煮沸的纯化水中提取 1～3 次，每次 0.5～1.0 h，纯化水重量为胆木叶的 3～24 倍，得到提取液后进行真空浓缩，真空度为 0.03～0.06 MPa，温度为 60～80℃，当胆木叶浓缩液在 60℃时的相对密度为 1.00～1.08 时完成浓缩，制得胆木叶浓缩液。

【附注】 甜味剂为木糖醇、阿斯巴甜、葡萄糖、甘草、麦芽糖醇和转化糖中的一种或多种；保湿剂为甘油、丙二醇、木糖醇和山梨醇中的一种或多种；活性成分稳定剂为吐温 80、氢化蓖麻油和辛酸癸酸聚乙二醇甘油酯中的一种或多种；食用防腐剂为尼泊金乙酯、丙酸钙和苯甲酸钠中的一种；pH 调节剂为碳酸氢钠、盐酸、磷酸二氢钠、乙酸和柠檬酸中的一种或两种。

胆木漱口水包含胆木叶浓缩液，具有良好的抑菌抗炎、消除异味、口气清新作用；所含维生素 C 有助于牙龈健康，防止牙龈肿胀和出血、牙齿松动或脱落等，且具有美白牙齿的作用。通过胆木叶浓缩液与活性成分稳定剂的配伍研究，结合 pH 调节剂筛选出在一定 pH 范围内的活性成分稳定剂，保证漱口水中活性成分的稳定性和口腔舒适性。

（三）胆木罗非鱼饲料[37]

【成分】 次粉、麦麸、豆粕、棉籽粕、鱼粉、磷酸二氢钙、氯化胆碱、食盐、大豆油、预混料、果寡糖、枯草芽孢杆菌、胆木叶粉、椰肉渣粉、鸡屎藤叶粉。

【功能】 增强罗非鱼免疫力，提高罗非鱼健康水平和罗非鱼产品品质。

【制备方法】 将固体状态的原料用粉碎机粉碎，获得粉末状组分。将采摘的新鲜胆木叶清洗后，加入其重量 1～3 倍的水（70～80℃）浸泡 4～7 min，之后去除滤液，重复浸泡 2～3 次。将浸泡后的胆木叶于 40～60℃低温烘干至含水率为 5%～8%，干燥后进行粉碎，过 100～200 目筛，得到胆木叶粉。取老椰子的椰肉清洗干净，将清洗干净的椰肉进行刨蓉压榨，加入其重量 1～3 倍的冷水压榨，重复压榨 2～4 次，获得椰肉渣；将椰肉渣于 40～60℃真空低温干燥至含水率为 5%～8%，干燥后进行粉碎，过 100～200 目筛，得到椰肉渣粉。将采摘的新鲜鸡屎藤叶清洗后，于蒸锅内隔水蒸煮 5～15 min，将蒸煮后的鸡屎藤叶于 40～60℃低温烘干至含水率为 5%～8%，干燥后进行粉碎，过 100～200 目筛，得到鸡屎藤粉。按次粉 20～30 份、麦麸 20～30 份、豆粕 20～30 份、棉籽粕 8～15 份、鱼粉 10～20 份、磷酸二氢钙 1～5 份、氯化胆碱 0.2～1 份、食盐 0.2～1 份、大豆油 1～5 份、预混料 0.5～2 份、果寡糖 0.3～1 份、枯草芽孢杆菌 0.2～1 份、胆木叶粉 0.2 ～ 1 份、椰肉渣粉 5 ～ 10 份、鸡屎藤叶粉 0.5 ～ 5 份的比例均匀混合各物料，将混合料采用常规造粒工艺制成颗粒状的罗非鱼饲料。

【附注】 胆木罗非鱼饲料添加使用果寡糖、益生素（枯草芽孢杆菌）的复合物，对罗非鱼生长性能、某些生理生化和免疫指标、肠道菌群等具有较大的影响，可增强罗非鱼免疫力，提高罗非鱼健康水平和罗非鱼产品品质，减轻环境污染，其经济效益、社会效益和环境生态效益明显，对促进罗非鱼等水产健康养殖和动物性食品安全生产及水产养殖科技进步等具有重大意义。预混料为每千克饲料提供维生素 A 9000 IU、维生素 D 3000 IU、维生素 K 6 mg、维生素 E 80 mg、维生素 B_1 35 mg、维生素 B_2 35 mg、维生素 B_6 36 mg、维生素 B_{12} 0.05 mg、烟酸 300 mg、叶酸 14 mg、泛酸 130 mg、生物素 0.6 mg、维生素 C 600 mg、肌醇 300 mg、Mg 300 mg、Cu 1.5 mg、Fe 60 mg、Zn 70 mg、Mn 28 mg、I 0.2 mg、Co 0.25 mg、Se 0.25 mg、丙酸钙 1200 mg、抗氧化剂 400 mg；果寡糖为浆状液体，浓度为 35% ～ 40%。枯草芽孢杆菌为粉剂，有效菌数（3.0 ～ 5.0）×10^{10} CFU/g。

（四）胆木凉茶 [38]

【成分】 胆木、甘草、薄荷、茶叶、冰糖、水。

【功能】 具有清热解毒等保健功能。

【制备方法】 将胆木放入水中浸泡，再滤干，滤干后与蒸馏水同置于恒温水浴锅中浸提，浸提温度为 90 ～ 110℃，浸提时间为 60 ～ 120 min，浸提完毕后，弃去浸渣获得浸提液待用，得 a 液；将甘草和茶叶放入水中浸泡，再滤干，滤干后与蒸馏水同置于恒温水浴锅中浸提，浸提温度为 90 ～ 110℃，浸提时间为 60 ～ 120 min，浸提完毕后，弃去浸渣获得浸提液待用，得 b 液；将 a 液和 b 液混合后，加入薄荷和冰糖，搅拌均匀，经精滤、脱气、杀菌、冷却，得成品。

【附注】 本胆木凉茶组合物制备工艺步骤简单，口感风味独特，并具有清热解毒等保健功能，使用安全，无毒副作用。胆木药性苦、寒，具有清热解毒、消肿止痛的功能，主治急性扁桃体炎、咽喉炎、乳腺炎、肠炎、菌痢、泌尿系统感染、胆囊炎、下肢溃疡、脚癣感染、疔肿脓疡、皮炎湿疹。甘草药性甘、平，归脾、胃、心、肺经，具有和中缓急、润肺、解毒、调和诸药的功效，炙用治脾胃虚寒、倦怠食少、腹痛便溏、四肢挛急疼痛、心悸、脏躁、肺痿咳嗽，生用治咽喉肿痛、痈疮肿毒、小儿胎毒、药物和食物中毒。薄荷药性辛、凉，归肺、肝经，具有宣散风热、清利头目、利咽、透疹、疏肝解郁的功效，主治风热表证、头痛目赤、咽喉肿痛、麻疹不透、风疹瘙痒、肝郁胁痛。茶叶药性苦、甘、凉，归心、肺、胃、肾经，具有清头目、除烦渴、消食、化痰、利尿、解毒的功效，主治头痛、目昏、目赤、多睡善寐、感冒、心烦口渴、食积、口臭、痰喘、癫痫、小便不利、泻痢、厚重、疮疡疖肿、水火烫伤。冰糖味甘、性平，无毒，入脾、肺二经，具有补中和胃、润肺止咳的功效，主治脾胃气虚、肺燥咳嗽或痰中带血。此清热凉茶以药食同源药材为原料，通过合理搭配，最大限度地发挥各自的效果，并可以更好地发挥配伍和增强药效的作用。

（五）胆木酒

胆木酒是海南黎族的传代佳酿，有上千年历史，以海南五指山特有的山兰稻和七仙岭山泉酿制的山兰酒为酒基，配以秘制的三公膏（羊公、狗公、鸡公）而成。胆木酒的酒精度为33度。它含有人体必需的微量元素、氨基酸、维生素及生物活性物质。胆木酒具有养血安神、补虚损、益精气、促进红细胞生成、提高免疫力、抗衰老的功效。激烈的足球比赛运动员会因体力不支而肌肉痉挛，连续长时间开出租车的驾驶员会感到疲惫无力，持续的计算机前操作会令人头晕、恶心、周身乏力，现代科学已经证实这些皆为疲劳后人体血液中的血乳酸值升高所致。中国预防医学科学院营养与食品卫生研究所检测后发现，胆木酒能显著降低人体疲劳时的血乳酸水平，从而提高人的疲劳耐力水平。

第四节　胆木制剂的质量控制

近年来有关其制剂的研究发现，异长春花苷内酰胺是胆木及其制剂的主要有效成分，且含量较高，是胆木制剂质量评价指标[39]。研究者利用高效液相色谱法测定胆木制剂中异长春花苷内酰胺的含量，为胆木制剂的质量控制提供了新方法。朱粉霞等[40]采用质谱技术对胆木注射液中2种主要生物碱进行定性分析，以高效液相色谱法测定了胆木注射液中异长春花苷内酰胺的含量，并以异长春花苷内酰胺为参照，评定了短小蛇根草苷的含量，为胆木注射液的质量控制和评价提供了依据。王静静[41]以异长春花苷内酰胺作为含量测定的指标，建立了一种简单可靠的胆木及其制剂质量控制的方法。李湘怡等[42]采用薄层色谱法和高效液相色谱法测定胆木中的异长春花苷内酰胺和绿原酸的含量，建立了有效的胆木浸膏糖浆质量控制标准。除异长春花苷内酰胺外，其他成分如原儿茶酸、短小蛇草苷、3-表短小蛇草苷、新绿原酸、新绿酸和隐绿原酸等也可作为胆木制剂的评价指标。胆木制剂主要来自胆木提取液，提取液成分较为复杂，有必要明确几种活性较强的物质，以该类物质含量情况判定制剂质量较为合理。胆木制剂的质量控制详见第五章第四节。

参 考 文 献

[1] 王月，廖锦红，孙立新. 胆木及其制剂研究进展 [J]. 亚太传统医药，2018，14（8）：80-84.

[2] 何勇，黄金平，吴荣艳，等. 胆木注射液治疗大肠埃希氏菌所致泌尿系统感染观察 [J]. 实用中西医结合临床，2012，12（6）：27-28.

[3] 孟玲娟. 胆木注射液治疗小儿急性上呼吸道感染疗效观察 [J]. 河北中医杂志，2009，31（8）：1213，1214.

[4] 韩振新. 胆木注射液治疗小儿急性上呼吸道感染观察 [J]. 实用中医药杂志，2004，20（12）：701.

[5] 黄莉萍，廖霞. 胆木注射液治疗急性传染性结膜炎的观察及护理 [J]. 当代护士（中旬），2015，（2）：73，74.

[6] 郁星峰. 胆木注射液金黄散并用治疗流行性腮腺炎 26 例 [J]. 实用中医内科杂志，2006，20（5）：538.

[7] 时毓民，俞建，汪永红，等. 胆木浸膏片治疗小儿急性上感的临床小结 [C]// 中国中西医结合学会. 全国中西医结合儿科第十次学术会议论文集. 海口，2002.

[8] 邱和声，吴涛，廖莉，等. 胆木浸膏片联合头孢克肟治疗上呼吸道感染的临床研究 [J]. 现代药物与临床，2019，34（4）：1016-1019.

[9] 刘伟，李含英，张秋月，等. 小儿感冒发热患者采用胆木浸膏糖浆治疗疗效观察 [J]. 中国社区医师，2016，32（27）：100，102.

[10] 蒲向阳. 小儿病毒性流感应用胆木浸膏糖浆综合治疗临床效果观察 [J]. 大家健康（下旬），2016，10（9）：34.

[11] 韦炜，何跃，易志强. 胆木浸膏糖浆治疗急性扁桃体炎患者临床疗效 [J]. 中国社区医师，2016，32（33）：107.

[12] 杨雪，孙璞. 胆木浸膏糖浆辅助治疗小儿牙龈炎临床疗效观察 [J]. 大家健康（下旬），2016，10（9）：43.

[13] 梁彬. 小儿分泌性中耳炎采用胆木浸膏糖浆治疗效果分析 [J]. 医药前沿，2016，6（33）：313，314.

[14] 黄学晓，张世民，罗旋. 胆木浸膏糖浆联合头孢哌酮钠他唑巴坦钠治疗儿童急性扁桃体炎的临床研究 [J]. 现代药物与临床，2019，34（8）：2407-2409.

[15] 王汝山. 复方咽喉颗粒的质量标准提高 [J]. 今日药学，2020，30（10）：44，45.

[16] 曾纪锴，廖锦红，韩法河，等. 一种胆木提取物含片及制备方法：CN108785416A[P]. 2018-11-13.

[17] 王祥，赵洪磊. 一种茜草凉血活血汤料及其生产方法：CN 104939208 A [P]. 2015-9-30.

[18] 曾纪锴，韩法河，廖锦江，等. 一种胆木口服液及其制备方法：CN108836941A[P]. 2018-11-20.

[19] 柯泽涛，钟慧生，李锦云，等. 一种胆木浸膏喷雾剂组合物及其制备方法：CN 112043673 A [P]. 2020-12-8.

[20] 何彬生. 一种预防和治疗新冠肺炎的外用中药及其制备方法：CN 111700948 A [P]. 2020-09-25.

[21] 马艳华，李建平，张元丽，等. 一种治疗湿热痹阻型痛风的中药组合物及其制备方法：CN 111494571 A [P]. 2020-8-7.

[22] 李锦云，韩法河，张鹏，等. 一种胆桑滴眼液及其制备方法与应用：CN 111184786 A [P]. 2020-5-22.

[23] 廖锦红，吴婉瑜，李锦云，等. 一种胆木浸膏缓释胶囊及其制备方法：CN 111000914 A [P]. 2020-4-14.

[24] 曾纪锴，李锦云，柯泽涛，等. 一种胆木浸膏颗粒及制备方法：CN 110974877 A [P]. 2020-4-10.

[25] 曲韵智. 胆木滴丸剂及其制备方法：CN 1686433A[P]. 2005-10-26.

[26] 曾纪锴，柯泽涛，韩法河，等. 一种无糖胆木口服液及其制备方法：CN 108938773 A [P]. 2018-12-7.

[27] 张宇，陈乐仲，陈球，等. 一种具有抗菌抗炎作用的泌尿外科用清洗剂：CN 110522861 A [P]. 2019-12-3.

[28] 不公告发明人. 一种缓解类风湿性关节炎的黎药处方及使用方法：CN 109985204 A [P]. 2019-7-9.

[29] 李成应，焦伟丽，焦晓军，等. 抗病原微生物的组合物及其制备方法和应用：CN 109453146 A [P]. 2019-3-12.

[30] 王文春. 一种治疗嗳膈反胃的药物及其制备方法：CN I07412652 A [P]. 2017-12-01.

[31] 陶爱军，王雪雪，王永芹. 一种用于治疗胆囊炎的中药制剂及制备方法：CN 105535520 A，[P]. 2016-5-4.

[32] 韩立志. 一种治疗慢性胆囊炎的药物及制备方法：CN 104922593 A [P]. 2015-9-23.

[33] 桑艳萍. 一种用于治疗乳房湿疹的中药制剂及制备方法：CN 105943725 A [P]. 2016-9-21.

[34] 张小丽，刘咏梅. 一种治疗细菌性痢疾的药物及制备方法：CN 106214856 A [P]. 2016-12-14.

[35] 李文婷，张鹏，吴婉瑜，等. 一种含胆木的中药组合物及其制备方法与应用：CN 111249197 A [P]. 2020-06-09.

[36] 曾纪锴，李锦云，韩法河，等. 一种胆木漱口水及其制备方法：CN 108836913 A [P]. 2018-11-20.

[37] 赵峰，夏中生，李军. 一种含有果寡糖和益生菌的罗非鱼饲料：CN 109480067 A [P]. 2019-3-19.

[38] 曾纪锴，韩法河，廖锦红，等，一种胆木凉茶组合物及其制备方法：CN 108782878 A [P]. 2018-11-13.

[39] 戚卫蕊，王德立，冯锦东，等. 南药胆木的研究进展 [J]. 安徽农业科学，2016，44（16）：111-113.

[40] 朱粉霞，贾晓斌，李秀峰，等. UPLC 法同时测定胆木注射液中原儿茶酸、新绿原酸、绿原酸和隐绿原酸 [J]. 中草药，2013，44（5）：571-573.

[41] 王静静. 胆木注射液化学成分及其抗炎物质基础研究 [D]. 镇江：江苏大学，2012：23-32.

[42] 李湘怡，周明艳，谢振蕊，等. 胆木浸膏糖浆质量标准研究 [J]. 海南医学院学报，2021，27（9）：651-655，660.

附录 1 胆木药材的质量标准及起草说明

·质 量 标 准·

胆木药材为茜草科乌檀属乔木乌檀 [*Nauclea officinalis*（Pierre ex Pitard）Merr.et Chun] 的干燥茎和根，全年可采收，切片，晒干。

【性状】 本品为不规则小块或片块，有的残留树皮，表面灰绿色或棕绿色，具多数点状皮孔。木部浅黄色至棕黄色。质坚硬，气微，味极苦。

【鉴别】

（1）茎横切面：全组织由导管、木纤维、木薄壁细胞组成，射线较密，放射状。导管多单个散在，少数二三成群，直径 40～220 μm。射线细胞 1～2 列，长方形，木化，具纹孔。外层木纤维少数，成群散在，胞壁较薄，木化较弱；内层纤维密集，壁厚腔小，强木化。木薄壁细胞为外层的基本组织，内层的纤维群中亦有少数，壁木化，具纹孔。

粉末鉴别导管形状多样，大小不一，长 180～600 μm，宽 40～220 μm，均为具缘纹孔导管，叶脉处可见螺纹导管；纤维众多，有的两端渐尖，有的一端稍钝，长 560～1240 μm，宽 25～44 μm，壁厚薄不一，纹孔斜向裂隙状，少数细胞孔沟较宽；木薄壁细胞形状多样，有窄长方形、类三角形、纺锤形等；石细胞呈多角形，长 30～50 μm，宽 15～50 μm；气孔为平轴式。

（2）薄层鉴别：取胆木粉末 4 g，置 50 mL 容量瓶中，用 70% 甲醇溶液定容，超声振荡 30 min，放冷，补足损失的 70% 甲醇溶液，浸泡 24 h 后，抽滤得滤液，浓缩至 4～6 mL，作为供试品溶液。精密称取异长春花苷内酰胺和绿原酸对照品各 1 mg，加 70% 甲醇溶液制成 1 mg/mL 的对照品溶液。按照薄层色谱法 [《中国药典》（2015 年版）] 试验，分别吸取胆木供试品溶液、异长春花苷内酰胺对照品溶液和绿原酸对照品溶液 6 μL、2 μL、4 μL，点于同一硅胶板（GF$_{254}$）上，以乙酸丁酯 – 甲酸 – 甲醇（7：1：10）为展开剂展开，取出晾干，置 365 nm 和 254 nm 波长下检视。供试品色谱中，在 365 nm 处与异长春花苷内酰胺对照品色谱相应的位置上显相同的淡蓝色荧光斑点，在 254 nm 处与绿原酸对照品色谱相应的位置上显相同的黑色。

【检查】

（1）水分：按照水分测定法 [《海南省中药材标准》（2008 年版）] 测定，不得超过 10.3%。

（2）总灰分：不得过 1.0%[《海南省中药材标准》（2008 年版）]。

（3）浸出物：按照水溶性浸出物测定法项下的热浸法 [《海南省中药材标准》（2008 年版）] 测定，不得少于 4.18%。

（4）重金属及有害元素：按照铅、镉、砷、汞、铜测定法［《海南省中药材标准》（2008年版）］测定，铅不得超过百万分之二，镉不得超过千万分之一，砷不得超过千万分之六，汞不得超过千万分之一，铜不得超过百万分之五。

【含量测定】　按照高效液相色谱［《中国药典》（2015年版）］测定。

（1）色谱条件与系统适应性试验：以十八烷基硅烷键合硅胶为填充剂，以乙腈（A）–0.1% 磷酸（B）为流动相，梯度洗脱：0 ～ 6 min，10%A；6 ～ 20 min，10% ～ 50%A；20 ～ 30 min，50% ～ 70%A；30 ～ 50 min，70% ～ 90%A；51 ～ 60 min，90% ～ 100%A；检测波长：226 nm 下检测异长春花苷内酰胺，325 nm 下检测绿原酸。理论板数按异长春花苷内酰胺计算应不低于2000，按绿原酸计算应不低于2000。

（2）对照品溶液的配制：①称取经五氧化二磷干燥至恒重的异长春花苷内酰胺对照品25 mg，精密称定，用 70% 甲醇溶液制成 1 mg/mL 的溶液，即得母液。②称取经五氧化二磷干燥至恒重的绿原酸对照品 1 mg，精密称定，用 70% 甲醇溶液制成 40 μg/mL 的溶液，即得母液。

（3）供试品溶液的制备：取胆木干燥的茎（带皮）适量，粉碎，过 40 目筛，得粗粉；精密称量粗粉 0.50 g 左右置于具塞锥形瓶中，加入 50 mL 的 60% 甲醇溶液，称重，记录重量，超声振荡 30 min，功率为 100%，放凉，称重，用 60% 甲醇溶液补足减失的重量，混匀，静置，上清液过 0.45 μm 微孔滤膜，取续滤液，即得。

（4）测定法：分别精密吸取对照品溶液 10 μL 与供试品溶液 10 μL 注入液相色谱仪中测定。

本品按干燥品计算，异长春花苷内酰胺（$C_{26}H_{30}N_2O_8$）的含量不得低于 0.79%，绿原酸（$C_{16}H_{18}O_9$）的含量不得低于 0.011%。

【炮制】　除净杂质，洗净，切片、晒干。

【性味】　苦，寒；归肺、大肠经。

【功能主治】　清热解毒，消肿止痛。

【用法用量】　15 ～ 31 g，水煎服。外用时，用适量煎水洗。

【贮藏】　置通风干燥处。

·起草说明·

【别名】　乌檀，药乌檀，黄羊木。

【来源】　乔木，高 4 ～ 12 m；茎材黄色，有苦味，小枝纤细。叶对生；叶柄长 10 ～ 15 mm；托叶早落，倒卵形，先端圆形，长 6 ～ 10 mm；叶片纸质，椭圆形或倒卵形，长 7 ～ 9 cm，宽 3.5 ～ 5 cm，全缘，先端渐尖而略钝，基部楔形，干时上面深褐色，下面浅褐色，每边具侧脉 5 ～ 7 条。花序单一，顶生，圆形头状；总花梗长 1 ～ 3 cm，中部以下有早落的苞片；花小，具托叶状的苞片；花萼肉质；花冠漏斗状管形，黄白色；花柱长，突出于花冠之外。小坚果合生成一圆球体，肉质，成熟时呈黄褐色，径 9 ～ 15 mm；种子黑褐色有光泽，椭圆形，长约 1 mm；腹面平坦，背面拱起，并微有小窝孔。生于山顶或半山腰潮湿荫蔽地带。

【性状】 本品为不规则小块或片块,有的残留树皮,表面灰绿色或棕绿色,具多数点状皮孔。木部浅黄色至棕黄色。质坚硬,气微,味极苦。

【鉴别】 薄层鉴别。

(1)仪器与试药:梅特勒 XS105DU 型电子分析天平,赛多利斯型 BS210S 电子天平,KQ5200DE 型数控超声波清洗器,旋转蒸发仪,ZF-20D 型暗箱式紫外分析仪,真空泵,抽滤瓶,薄层硅胶(GF$_{254}$);甲醇、乙酸丁酯、甲酸(均为分析纯),超纯水,异长春花苷内酰胺对照品(实验室制备,纯度高于 98%),绿原酸(由中国食品药品检定研究院提供,含量为 99.3%),胆木药材。

(2)薄层色谱鉴定方法的建立

1)供试品溶液制备:取 3 个批次的胆木粉末 4 g,置 50 mL 容量瓶中,用 70% 甲醇溶液定容,超声振荡 30 min,放冷,补足损失的 70% 甲醇溶液,浸泡 24 h 后,抽滤得滤液,浓缩至 4 ~ 6 mL 作为供试品溶液。

2)对照品溶液制备:精密称取异长春花苷内酰胺和绿原酸对照品各 1 mg,加 70% 甲醇溶液制成 1 mg/mL 的对照品溶液。

3)薄层色谱条件:按照薄层色谱法 [《中国药典》(2015 年版)] 试验,分别吸取胆木供试品溶液、异长春花苷内酰胺对照品溶液和绿原酸对照品溶液 6 μL、2 μL、4 μL,点于同一硅胶板(GF$_{254}$)上,以乙酸丁酯 – 甲酸 – 甲醇(7∶1∶10)为展开剂展开,取出晾干,置紫外灯于 365 nm 和 254 nm 下分别检视异长春花苷内酰胺和绿原酸。

(3)薄层色谱鉴定方法的验证

1)专属性考察:取供试品溶液、对照品溶液、空白溶液(70% 甲醇溶液),按照上文步骤做薄层鉴别实验两次,记录薄层色谱图,结果表明该鉴定方法专属性强,具体见附图 1.1。

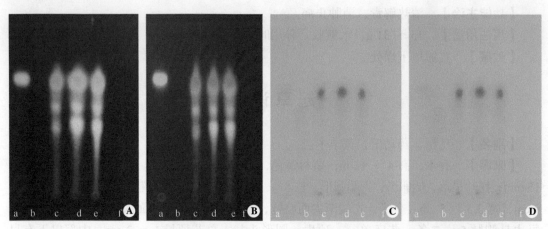

附图 1.1 365 nm 下的胆木药材薄层色谱图(A、B);254 nm 下的胆木药材薄层色谱图(C、D)
a. 异长春花苷内酰胺对照品;b. 绿原酸对照品;c. 胆木第一批次样品;d. 胆木第二批次样品;e. 胆木第三批次样品;f. 阴性对照

2)重现性考察:取胆木供试品溶液、对照品溶液,由两名实验人员甲和乙按照上文步骤做薄层鉴别实验，每人做两次，记录薄层色谱图，结果表明该鉴定方法重现性较好，具体见附图 1.2 和附图 1.3。

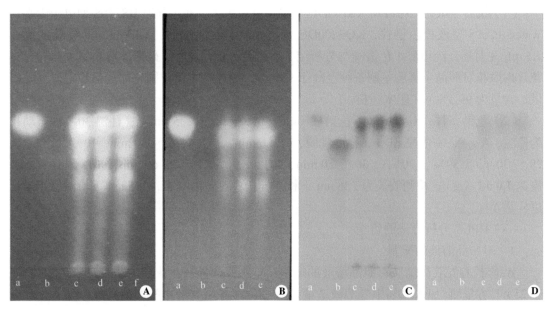

附图 1.2　实验人员甲在 365 nm 下做的薄层色谱图（A、B）；实验人员甲在 254 nm 下做的薄层色谱图（C、D）

a.异长春花苷内酰胺对照品；b.绿原酸对照品；c.胆木第一批次样品；d.胆木第二批次样品；e.胆木第三批次样品；f.阴性对照

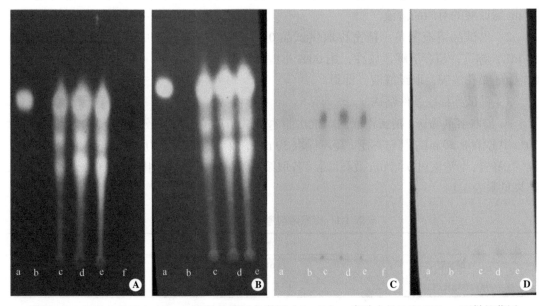

附图 1.3　实验人员乙在 365 nm 下做的薄层色谱图（A、B）；实验人员乙在 254 nm 下做的薄层色谱图（C、D）

a.异长春花苷内酰胺对照品；b.绿原酸对照品；c.胆木第一批次样品；d.胆木第二批次样品；e.胆木第三批次样品；f.阴性对照

【含量测定】　异长春花苷内酰胺和绿原酸的含量按照高效液相色谱法 [《中国药典》

（2015 年版）〕测定，经方法学验证，其专属性、精密度、稳定性、重复性、回收率等均符合要求。

（1）仪器与试药：梅特勒 XS105DU 型电子分析天平，赛多利斯 BS210S 型电子天平，Waters e2695 型液相色谱仪，KQ5200DE 型数控超声波清洗器，0.45 μmol/L 微孔滤膜，2.5 mL 注射器；纯甲醇（色谱纯与分析纯）、乙腈（色谱纯）、磷酸（分析纯），异长春花苷内酰胺对照品（实验室制备纯度高于 98%），绿原酸（由中国食品药品检定研究院提供，含量为 99.3%），胆木药材。

（2）色谱条件：SunFire C_{18} 色谱柱（4.6 mm×150 mm，5 μm）；柱温 30℃；流动相为乙腈（A）-0.1% 磷酸（B），梯度洗脱，0～6 min，10%A，6～20 min，10%～50%A，20～30 min，50%～70%A，30～50 min，70%～90%A，50～60 min，90%～100%A；流速 1.0 mL/min；检测波长为 226 nm 下检测异长春花苷内酰胺，325 nm 下检测绿原酸；进样量 10 μL。

（3）HPLC 分析方法的建立

1）对照品溶液的配制

A. 异长春花苷内酰胺对照品溶液的配制：精密称取异长春花苷内酰胺对照品 25.0 mg 于 25 mL 容量瓶，加入 70% 甲醇溶液适量，超声溶解，并用 70% 甲醇溶液稀释至刻度，摇匀，即得每毫升含 1.0 mg 异长春花苷内酰胺的对照品溶液。

B. 绿原酸对照品溶液的配制：精密称取绿原酸对照品 1.0 mg 于 25 mL 容量瓶，加入 70% 甲醇溶液适量，超声溶解，并用 70% 甲醇溶液稀释至刻度，摇匀，即得每毫升含 40 μg 绿原酸的对照品溶液。

2）供试品溶液制备：精密称取供试品 0.50 g 于具塞锥形瓶中，加入 60% 甲醇溶液 50 mL，称重，超声溶解，放冷，用 60% 甲醇溶液补足减失重量，混匀，静置，上清液过 0.45 μm 微孔滤膜，取续滤液，即得。

3）供试品提取条件筛选

A. 提取溶剂筛选：精密称取同一批次胆木供试品 0.50 g 2 份，分别加入 70% 乙醇溶液、70% 甲醇溶液 50 mL，精密称定，超声提取 30 min，放冷，分别用对应的溶剂补足减失重量，混匀，静置，上清液过 0.45 μm 微孔滤膜，各取续滤液 10 μL 注入液相色谱仪中，记录色谱图，结果见附表 1.1。

附表 1.1　提取溶剂考察结果（峰面积）

	70% 甲醇溶液	70% 乙醇溶液
绿原酸	14 616	9815
异长春花苷内酰胺	4 333 406	2 939 007

结果表明，供试品在甲醇介质中的提取率较大，故选用甲醇作为提取溶剂。

B. 提取时间筛选：精密称取同一批次胆木供试品 0.50 g 4 份，分别加入 70% 甲醇溶液 50 mL，精密称定，超声提取 10 min、20 min、30 min、40 min，放冷，用 70% 甲醇溶液补足减失重量，混匀，静置。上清液过 0.45 μm 微孔滤膜，各取续滤液 10 μL 注入液相色谱仪中，记录色谱图，结果见附表 1.2。

附表 1.2　提取时间考察结果（峰面积）

	10 min	20 min	30 min	40 min
绿原酸	12 071	14 722	14 616	12 071
异长春花苷内酰胺	3 436 411	4 090 905	4 333 406	4 112 099

结果表明，供试品中异长春花苷内酰胺在超声提取 30 min 时提取率最大，故选用超声 30 min 来提取。

C. 提取溶剂浓度的筛选：精密称取同一批次胆木供试品 0.50 g 6 份，分别加入 40%、50%、60%、70%、80%、90% 的甲醇溶液 50 mL，精密称定，超声提取 30 min，放冷，用对应浓度的甲醇补足减失重量，混匀，静置。上清液过 0.45 μm 微孔滤膜，各取续滤液 10 μL 注入液相色谱仪中，记录色谱图，结果见附表 1.3。

附表 1.3　提取溶剂（甲醇溶液）浓度考察结果（峰面积）

	40%	50%	60%	70%	80%	90%
绿原酸	14 607	16 845	18 255	14 616	13 278	12 743
异长春花苷内酰胺	3 826 260	4 541 936	4 573 468	4 333 406	3 932 080	4 055 316

结果表明，供试品采用 60% 甲醇溶液时提取率最大，故选用 60% 甲醇溶液来提取样品。综上所述，供试品采用 60% 甲醇溶液，超声 30 min 来进行提取。

4）分析方法：取本品适量，精密称定，用 60% 甲醇溶液制成浓度约为 10 mg/mL 的溶液，取 10 μL 注入液相色谱仪，记录色谱图。另取对照品适量，同法测定。按外标法以峰面积计算。

（4）HPLC 分析方法的验证

1）专属性考察: 分别吸取混合对照品溶液、供试品溶液、阴性对照溶液，进样 10 μL 测定。结果表明，供试品溶液在对照品溶液绿原酸、异长春花苷内酰胺峰的保留时间处有色谱峰，而阴性对照溶液在该处未出现色谱峰，对测定无干扰，见附图 1.4 ～附图 1.6。

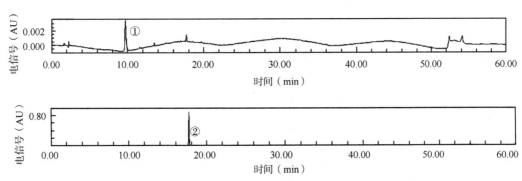

附图 1.4　混合对照品

注：①为绿原酸，检测波长 325 nm；②为异长春花苷内酰胺，检测波长 226 nm

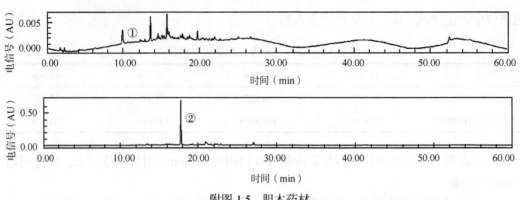

附图 1.5 胆木药材

注：①为绿原酸，检测波长 325 nm；②为异长春花苷内酰胺，检测波长 226 nm

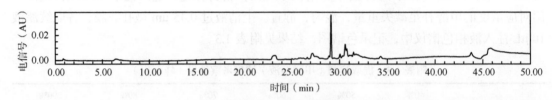

附图 1.6 阴性对照

2）线性关系考察：精密吸取对照品溶液，采用逐步稀释法分别制得绿原酸的质量浓度为 0.4 μg/mL、0.8 μg/mL、1.2 μg/mL、1.6 μg/mL、2.4 μg/mL，异长春花苷内酰胺的质量浓度为 20 μg/mL、50 μg/mL、100 μg/mL、150 μg/mL、200 μg/mL。精密吸取各溶液 10 μL 注入液相色谱仪中，测定并记录色谱图，以峰面积积分值（y）对质量浓度（x）进行线性回归，得到各成分的回归方程、相关系数和线性范围。结果表明，峰面积与进样量有良好的线性关系，结果见附表 1.4。

附表 1.4　含量测定线性关系试验结果

化合物	回归方程	线性范围（μg/mL）	相关系数（R^2）
绿原酸	$y=28\,109x-374.62$	0.4～2.4	0.9998
异长春花苷内酰胺	$y=33\,285x+34\,117$	20～200	1

3）精密度试验：取混合对照品溶液 10 μL 注入液相色谱仪中，连续进样 6 次测定并记录色谱图。结果表明，本方法精密度能满足实验要求，结果见附表 1.5。

附表 1.5　精密度试验结果（峰面积）

	第1次	第2次	第3次	第4次	第5次	第6次	均值	RSD（%）
绿原酸	44 306	44 102	44 319	44 782	45 515	44 422	44 574.33	1.14
异长春花苷内酰胺	5 027 157	5 002 538	5 042 711	4 929 123	5 038 695	5 048 349	5 014 762	0.89

4）稳定性试验：精密称取供试品 0.50 g，加入 60% 甲醇溶液 50 mL，精密称定，超声提取 30 min，放冷，用 60% 甲醇溶液补足减失重量，混匀，静置，上清液过 0.45 μm 微孔滤膜，分别在 1 h、2 h、4 h、8 h、24 h 取续滤液 10 μL，注入液相色谱仪中，记录色谱图。

结果表明，供试品溶液在 24 h 内稳定，结果见附表 1.6。

附表 1.6 稳定性试验结果（峰面积）

	1 h	2 h	4 h	8 h	24 h	均值	RSD（%）
绿原酸	35 694	35 617	36 636	35 666	37 943	36311.2	2.77
异长春花苷内酰胺	1 730 799	1 746 313	1 792 836	1 769 365	1 868 740	1 781 611	3.03

5）重复性试验：精密称取供试品 0.50 g 6 份（1～6），各加入 60% 甲醇溶液 50 mL，精密称定，超声提取 30 min，放冷，用 60% 甲醇溶液补足减失重量，混匀，静置，上清液过 0.45 μm 微孔滤膜，各取续滤液 10 μL，注入液相色谱仪中，记录色谱图。结果表明，重复性试验结果良好，结果见附表 1.7。

附表 1.7 重复性试验结果（峰面积）

	1	2	3	4	5	6	均值	RSD（%）
绿原酸	38 130	37 649	36 693	37 361	37 244	36 884	37 326.83	1.39
异长春花苷内酰胺	2 610 458	2 588 567	2 552 181	2 526 973	2 598 072	2 514 569	2 565 137	1.54

6）回收率试验：精密称取供试品 0.50 g 3 份，分别加入一定量的对照品，各加入 60% 甲醇溶液 50 mL，精密称定，超声提取 30 min，放冷，用 60% 甲醇溶液补足减失重量，混匀，静置。其中，中浓度与高浓度的供试品溶液放凉后，取续滤液 5 mL 于 10 mL 容量瓶中，用 60% 甲醇溶液定容至刻度线。取上述各溶液 10 μL 注入液相色谱仪中，测定并记录色谱图。实验结果表明，样品加标准的回收率较好，能满足方法学的要求，结果见附表 1.8 和附表 1.9。

附表 1.8 绿原酸的回收率试验结果

样品中原有量（μg）	加入量（μg）	测得总量（μg）	回收率（%）	平均回收率（%）	RSD（%）
	0.4	1.27	97.3		
		1.28	100.3		
0.88	0.8	0.85	101.9	98.9	1.10
		0.82	96.0		
	1.2	1.03	98.2		
		1.04	99.4		

附表 1.9 异长春花苷内酰胺的回收率试验结果

样品中原有量（μg）	加入量（μg）	测得总量（μg）	回收率（%）	平均回收率（%）	RSD（%）
	50	179.07	97.3		
		178.76	96.7		
130.42	100	113.41	96.4	97.6	1.0
		114.71	99.0		
	150	138.73	98.1		
		138.82	98.1		

（5）样品测定：取 15 批次胆木药材样品，按供试液制备方法制备供试液，按选定的测定方法进行测定，测定结果见附表 1.10。

附表 1.10　15 批次样品测定结果

样品批次	水分（%）	异长春花苷内酰胺（%）	绿原酸（%）
第 1 批次	7.9	0.71	0.021
第 2 批次	8.0	1.08	0.015
第 3 批次	7.8	1.33	0.0093
第 4 批次	7.3	1.53	0.014
第 5 批次	7.2	0.84	0.010
第 6 批次	6.5	0.75	0.013
第 7 批次	6.3	1.86	0.012
第 8 批次	7.0	0.44	0.0093
第 9 批次	7.9	0.60	0.012
第 10 批次	7.0	0.73	0.020
第 11 批次	7.6	1.96	0.027
第 12 批次	7.3	0.80	0.010
第 13 批次	7.0	0.80	0.014
第 14 批次	7.0	0.63	0.011
第 15 批次	7.7	1.062	0.026

结果表明，按干燥品计，删除异长春花苷内酰胺和绿原酸含量的两个最高点及两个最低点，以平均含量的 80% 为下限，异长春花苷内酰胺（$C_{26}H_{30}N_2O_8$）含量应不低于 0.79%，绿原酸（$C_{16}H_{18}O_9$）含量应不低于 0.011%。

附录 2 胆木浸膏糖浆的质量标准及起草说明

·质量标准·

【处方】 胆木 3200 g。

【制法】 取胆木，加水煎煮三次，第一次 2 h，第二次 1.5 h，第三次 1 h，煎液合并，滤过，滤液浓缩至 60℃时相对密度为 1.05 ～ 1.08 的清膏，加入苯甲酸钠 3 g、羟苯乙酯 0.2 g，滤过，加入蔗糖 750 g，煮沸使其溶解，加水至 1000 mL，混匀，灌装，灭菌，即得。

【性状】 本品为黄棕色至棕褐色的黏稠液体；味甜而苦。

【鉴别】 取本品 2 mL，置于 25 mL 容量瓶中，用 60% 甲醇溶液定容，超声振荡 2 min，过 0.22 μm 微孔滤膜，取续滤液作为供试品溶液。精密称取异长春花苷内酰胺对照品 1 mg，加 70% 甲醇溶液制成 1 mg/mL 的对照品溶液。按照薄层色谱法 [《中国药典》(2020 年版)] 试验，分别吸取上述溶液各 4 μL，点于同一硅胶板（GF$_{254}$）上，以乙酸丁酯 – 甲酸 – 甲醇（7：1：10）为展开剂展开，取出晾干，置紫外光灯（365 nm）下检视。供试品色谱中，在与对照品相应的位置上，显相同颜色的荧光斑点。

【检查】

（1）相对密度应不低于 1.20。

（2）pH 应为 5.0 ～ 7.0。

（3）其他应符合 "糖浆剂" 项下有关的各项规定。

【含量测定】 按照高效液相色谱法 [《中国药典》（2020 年版）] 测定。

（1）色谱条件与系统适应性试验：以十八烷基硅烷键合硅胶为填充剂；流动相为乙腈（A）-0.1% 磷酸（B）；梯度洗脱为 0 ～ 6 min，10%A，6 ～ 20 min，10% ～ 50%A，20 ～ 30 min，50% ～ 70%A，30 ～ 50 min，70% ～ 90%A，51 ～ 60 min，90% ～ 100%A；流速为 1.0 mL/min；检测波长为 226 nm 下检测异长春花苷内酰胺，325 nm 下检测绿原酸。

（2）对照品溶液制备

1）精密称取异长春花苷内酰胺对照品 25.0 mg 于 25 mL 容量瓶，加入 70% 甲醇溶液适量，超声溶解，并用 70% 甲醇溶液稀释至刻度，摇匀，即得每毫升含 1.0 mg 异长春花苷内酰胺的对照品溶液。

2）精密称取绿原酸对照品 1.0 mg 于 25 mL 容量瓶，加入 70% 甲醇溶液适量，超声溶解，并用 70% 甲醇溶液稀释至刻度，摇匀，即得每毫升含 40 μg 绿原酸的对照品溶液。

（3）供试品溶液制备：取本品 2 mL 于 25 mL 容量瓶中，用 60% 甲醇溶液定容至刻度线，超声混匀 2 min，过 0.22 μm 微孔滤膜，取续滤液即得。

（4）测定：分别精密吸取对照品溶液 10 μL 与供试品溶液 10 μL，注入液相色谱仪中测定，即得。

【功能主治】　清热解毒，消肿止痛。用于急性扁桃体炎、急性咽炎、急性结膜炎及上呼吸道感染。

【用法用量】　口服。一次 10 ～ 15 mL，一日 3 ～ 4 次。

【规格】　每支装 10 mL。

【贮藏】　密封。

· 起 草 说 明 ·

【鉴别】　薄层鉴别。

（1）仪器与试药：梅特勒 XS105DU 型电子分析天平，赛多利斯 BS210S 型电子天平，KQ5200DE 型数控超声波清洗器，ZF-20D 型暗箱式紫外分析仪，薄层硅胶（GF$_{254}$）；甲醇、乙酸丁酯、甲酸（均为分析纯），超纯水，异长春花苷内酰胺对照品（实验室制备纯度高于 98%），胆木浸膏糖浆。

（2）薄层色谱鉴定方法的建立

1）供试品溶液制备：取三个批次的胆木浸膏糖浆 2 mL 于 25 mL 容量瓶中，用 60% 甲醇溶液定容至刻度线，超声振荡 2 min，过 0.22 μm 微孔滤膜，取续滤液作为供试品溶液。

2）对照品溶液制备：精密称取异长春花苷内酰胺对照品 1 mg，加 70% 甲醇溶液制成 1 mg/mL 的对照品溶液。

3）薄层色谱条件：按照薄层色谱法［《中国药典》（2020 年版）］试验，分别吸取胆木浸膏糖浆供试品溶液、异长春花苷内酰胺对照品溶液 4 μL，点于同一硅胶板（GF$_{254}$）上，以乙酸丁酯 – 甲酸 – 甲醇（7 ∶ 1 ∶ 10）为展开剂展开，取出晾干，置紫外灯（365 nm）下检视异长春花苷内酰胺。

（3）薄层色谱鉴定方法的验证

1）专属性考察：取胆木浸膏糖浆供试品溶液、对照品溶液、阴性对照溶液（70% 甲醇溶液），按照上述方法做薄层鉴别实验两次，记录薄层色谱图。结果表明，该鉴定方法专属性强，具体见附图 2.1。

2）重现性考察：取胆木供试品溶液、对照品溶液，由两名实验人员甲和乙按照上述方法做薄层鉴别实验，记录薄层色谱图。结果表明，该鉴定方法重现性较好，具体见附图 2.2。

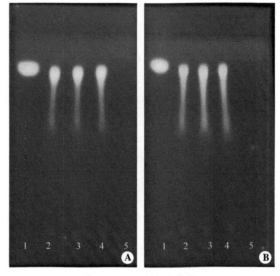

附图 2.1 专属性考察结果

A.第一次专属性考察结果；B.第二次专属性考察结果；1.异长春花苷内酰胺对照品；2.11181005 批次胆木浸膏糖浆；3.11181103 批次胆木浸膏糖浆；4.11190511 批次胆木浸膏糖浆；5.阴性对照

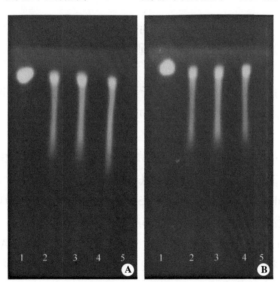

附图 2.2 重现性考察结果

A.实验人员甲的实验结果；B.实验人员乙的实验结果；1.异长春花苷内酰胺对照品；2.11181005 批次胆木浸膏糖浆；3.11181103 批次胆木浸膏糖浆；4.11190511 批次胆木浸膏糖浆；5.阴性对照

3）耐用性考察：取胆木供试品溶液、对照品溶液，在不同生产批号的硅胶板（20190219 和 20190916）上按照上述方法做薄层鉴别实验，记录薄层色谱图。结果表明，该鉴定方法耐用性较好，具体见附图 2.3。

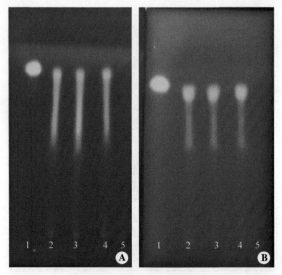

附图 2.3　耐用性考察结果

A. 硅胶板批号 20190219 的实验结果；B. 硅胶板批号 20190916 的实验结果；1. 异长春花苷内酰胺对照品；
2. 11181005 批次胆木浸膏糖浆；3. 11181103 批次胆木浸膏糖浆；4. 11190511 批次胆木浸膏糖浆；5. 阴性对照

【含量测定】　异长春花苷内酰胺和绿原酸的含量测定。按照高效液相色谱法［《中国药典》（2020 年版）］测定，经方法学验证，精密度、重复性、回收率等均符合要求。

（1）材料与方法

1）仪器：梅特勒 XS105DU 型电子分析天平，赛多利斯 BS210S 型电子天平，Waters e2695 型液相色谱仪，KQ5200DE 型数控超声波清洗器，0.22 μm 微孔滤膜，2.5 mL 注射器。

2）试剂：甲醇（色谱纯与分析纯）、乙腈（色谱纯）；乙醇（分析纯）、磷酸；异长春花苷内酰胺对照品（实验室制备，纯度高于 98%），绿原酸（由中国食品药品检定研究院提供，含量为 99.3%）；胆木浸膏糖浆（共 12 批次）。

3）色谱条件：SunFire C_{18} 色谱柱（4.6×150 mm，5 μm）；柱温 30℃；流动相为乙腈（A）-0.1% 磷酸（B），梯度洗脱为 0～6 min，10%A，6～20 min，10%～50%A，20～30 min，50%～70%A，30～50 min，70%～90%A，51～60 min，90%～100%A；流速为 1.0 mL/min；检测波长为 226 nm 下检测异长春花苷内酰胺，325 nm 下检测绿原酸；进样量 10 μL。

（2）HPLC 分析方法的建立

1）供试品溶液制备：用移液管取不同批次胆木浸膏糖浆（每批次取 3 支混匀）2 mL 于 25 mL 容量瓶中，用 60% 甲醇溶液定容至刻度线，超声混匀 2 min，功率为 100%，混匀后过 0.22 μm 微孔滤膜，取续滤液即得。

2）对照品溶液制备

A. 异长春花苷内酰胺对照品溶液的配制：精密称取异长春花苷内酰胺对照品 25.0 mg 于 25 mL 容量瓶，加入 70% 甲醇溶液适量，超声溶解，并用 70% 甲醇溶液稀释至刻度，摇匀，即得每毫升含 1.0 mg 异长春花苷内酰胺的对照品溶液。

B. 绿原酸对照品溶液的配制：精密称取绿原酸对照品 1.0 mg 于 25 mL 容量瓶，加入 70% 甲醇溶液适量，超声溶解，并用 70% 甲醇溶液稀释至刻度，摇匀，即得每毫升含

40 μg 绿原酸的对照品溶液。

3）分析方法：取供试品和对照品溶液各 10 μL 注入液相色谱仪，记录色谱图。按照外标法以峰面积计算。

（3）HPLC 分析方法的验证

1）专属性考察：分别吸取混合对照品溶液、供试品溶液、阴性对照溶液（60% 甲醇溶液），进样 10 μL 测定。结果表明，供试品溶液在对照品绿原酸、异长春花苷内酰胺峰的保留时间处有色谱峰，而阴性对照溶液在该处未出现色谱峰，对测定无干扰，见附图 2.4～附图 2.6。

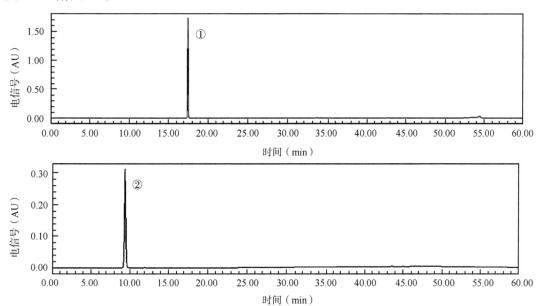

附图 2.4　混合对照品

注：①为异长春花苷内酰胺，检测波长 226 nm；②为绿原酸，检测波长 325 nm

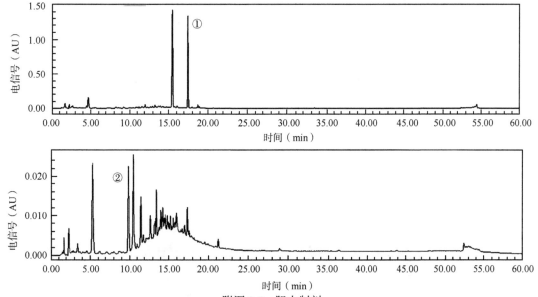

附图 2.5　胆木制剂

注：①为异长春花苷内酰胺，检测波长 226 nm；②为绿原酸，检测波长 325 nm

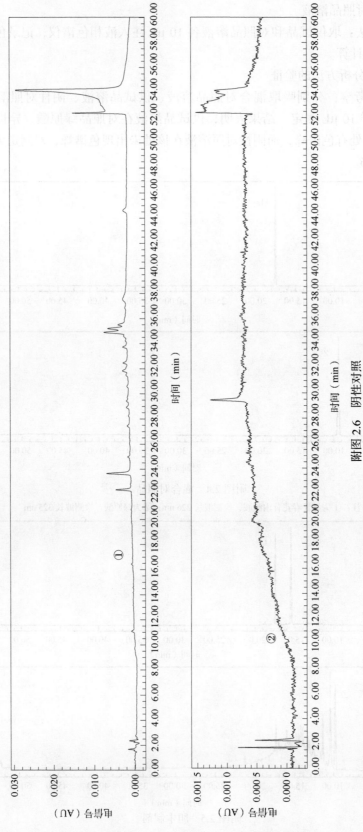

附图 2.6　阴性对照

注：①为异长春花苷内酰胺，检测波长 226 nm；②为绿原酸，检测波长 325 nm

2）线性关系考察：精密吸取对照品溶液，采用逐步稀释法分别制得异长春花苷内酰胺的质量浓度为 100 μg/mL、150 μg/mL、200 μg/mL、250 μg/mL、300 μg/mL，绿原酸的质量浓度为 6.7 μg/mL、10.2 μg/mL、13.5 μg/mL、16.8 μg/mL、20.2 μg/mL。分别进样 10 μL，测定并记录色谱图，以峰面积积分值（y）对质量浓度（x）进行线性回归，得到各成分的回归方程、相关系数和线性范围，含量测定线性关系试验结果见附表 2.1。

附表 2.1　含量测定线性关系试验结果

化合物	回归方程	线性范围（μg/mL）	定量限（μg/mL）	相关系数（R^2）
异长春花苷内酰胺	$y=34\,983.408\,0x+595\,458.8$	100～300	100～300	0.9997
绿原酸	$y=29\,161x–36\,151$	6.7～20.2	6.7～20.2	0.9991

结果表明，峰面积与进样量有良好的线性关系。

3）精密度试验：取混合对照品溶液 10 μL 注入液相色谱仪中，连续进样 6 次测定并记录色谱图，结果见附表 2.2。

附表 2.2　精密度试验结果（峰面积）

	第1次	第2次	第3次	第4次	第5次	第6次	均值	RSD（%）
异长春花苷内酰胺	8 128 035	8 028 907	8 063 430	8 136 520	8 141 095	8 070 638	809 477 0.84	0.58
绿原酸	3649 68	367 690	364 836	364 662	362 244	362 714	364 519	0.53

结果表明，本方法精密度能满足实验要求。

4）稳定性试验：精密称取供试品一份，其溶液过 0.22 μm 微孔滤膜，分别在 0 h、1 h、2 h、4 h、6 h、8 h、24 h 取续滤液 10 μL，注入液相色谱仪中，记录色谱图，结果见附表 2.3。

附表 2.3　稳定性试验结果（峰面积）

	0 h	1 h	2 h	4 h	6 h	8 h	24 h	均值	RSD（%）
异长春花苷内酰胺	8 067 542	8 129 893	7 958 320	8 113 404	7 895 950	7 903 828	7 979 459	8 006 913.71	1.21
绿原酸	194 315	180 124	185 587	187 037	187 969	169 178	169 281	181 927.28	5.29

结果表明，供试品中异长春花苷内酰胺成分在 24 h 内稳定，绿原酸成分超过 8 h 后不稳定，因此制备好的供试品溶液需要在 8 h 内测定结果。

5）重复性试验：取同一批次的制剂，制备 6 份供试品滤液（1～6），各取续滤液 10 μL，注入液相色谱仪中，记录色谱图，结果见附表 2.4。

附表 2.4　重复性试验结果（峰面积）

	1	2	3	4	5	6	均值	RSD（%）
异长春花苷内酰胺	6 816 394	6 957 041	6 800 616	7 054 935	7 031 770	7 062 743	695 391 6.5	1.71
绿原酸	277 912	278 671	273 222	287 386	271 457	292 810	280 243	2.97

结果表明，本方法重复性良好。

6）加样回收率试验：精密吸取已知含量的供试品 9 份（每份 1 mL），分别加入低、中、高浓度混合对照品溶液，每个梯度平行 3 份，各加入 60% 甲醇溶液定容至 25 mL，超声溶解 2 min，功率为 100%，混匀，过 0.22 μm 微孔滤膜，各取续滤液 10 μL，注入液相色谱仪中，测定并记录色谱图，结果见附表 2.5 和附表 2.6。

附表 2.5　绿原酸回收率试验结果

样品	样品中原有浓度（μg/mL）	加入浓度（μg/mL）	测得总浓度（μg/mL）	回收率（%）	平均回收率（%）	RSD（%）
绿原酸	14.068	10.2	24.40	101.1	99.9	1.10
			24.25	99.8		
			24.18	98.9		
		13.5	27.87	102.1		
			27.61	100.3		
			27.44	98.9		
		16.8	30.85	99.8		
			30.77	99.3		
			30.69	98.8		

附表 2.6　异长春花苷内酰胺回收率试验结果

样品	样品中原有浓度（μg/mL）	加入浓度（μg/mL）	测得总浓度（μg/mL）	回收率（%）	平均回收率（%）	RSD（%）
异长春花苷内酰胺	186.498	150	335.26	99.2	99.1	1.16
			335.58	99.4		
			335.70	99.5		
		200	389.06	101.3		
			387.37	100.4		
			382.54	98.0		
		250	431.53	98.0		
			431.57	98.0		
			432.41	98.4		

结果表明，样品的加样回收率较好，能满足方法学的要求。

（4）样品测定：取 12 批次胆木制剂样品，按照供试液制备步骤制备供试液，按选定的方法进行测定，结果见附表 2.7。

附表 2.7　12 批次测定结果

样品	批次	异长春花苷内酰胺（mg/mL）	绿原酸（mg/mL）
胆木浸膏糖浆	11190301	2.1411	0.2067
	11190511	2.5577	0.1917

续表

样品	批次	异长春花苷内酰胺（mg/mL）	绿原酸（mg/mL）
	11190705	2.6482	0.0935
	11190706	2.8734	0.1092
	11190709	3.1819	0.1269
	11190807	2.5624	0.0920
胆木浸膏糖浆	11190913	2.7036	0.1558
	11181005	2.6058	0.2201
	11181102	2.0505	0.1497
	11181103	2.2228	0.1346
	11181108	2.1862	0.1474
	11181205	2.3313	0.1761

　　结果表明，删除异长春花苷内酰胺和绿原酸含量的两个最高点及两个最低点，以平均含量的 80% 为下限，本品每 1 mL 中异长春花苷内酰胺（$C_{26}H_{30}N_2O_8$）含量应不低于 1.9818 mg，绿原酸（$C_{16}H_{18}O_9$）含量应不低于 0.1191 mg。